腎臓病
一生透析なし
で過ごす本

腎機能を
自分で守る
新常識

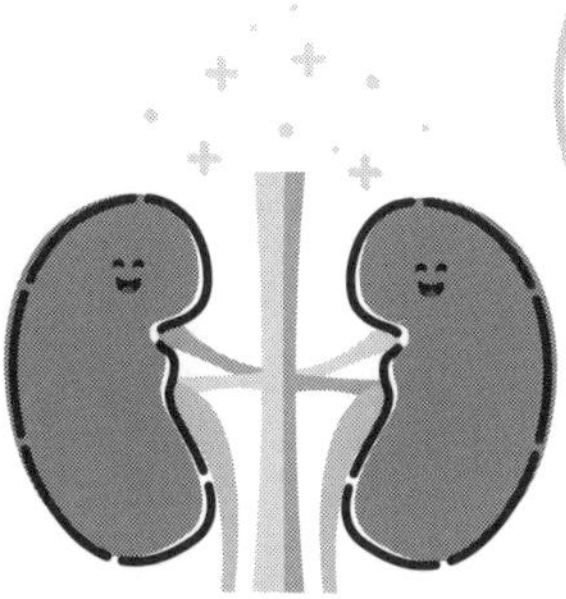

椎貝クリニック院長
椎貝達夫

青春出版社

はじめに

最初にお訊《き》きしておきます。
みなさんは近年急増中の「慢性腎臓病《まんせいじんぞうびょう》」という病気に対し、どのようなイメージを持っているでしょうか。

「じわじわと進行して、最終的に透析《とうせき》になっちゃう病気だよね」
「食事や生活が不規則な人がなる病気でしょ」
「毎食口に入れるものに注意して、厳しい食事制限をしなきゃならない病気ですよね」

おそらく、一般の方々にはこういうイメージをお持ちの方が多いのではないかと思います。あるいは、すでに腎臓病にお悩みの方々の中にも、こういうイメージに縛られている人がいらっしゃるかもしれません。

しかし――

これらはどれも誤りなのです。

私は50年以上、腎臓専門医として治療に携わってきました。**慢性腎臓病のかなりの人は進行を止められます**し、進行しても、透析に入らないで済む人も増えています。

また、慢性腎臓病は、食事や生活で不摂生をしてきた人がなるわけでもないのです(じつは、腎臓病にかかる原因は、まだあまり分かっていないのです。それだけ難しい病気なのです)。それに、食事制限にしても、進行性の弱いタイプの人はほとんど必要ありません。

たぶん、みなさんの中には〝そんなバカな……これまで聞いてきた話とまったく違うじゃないか〟と思っている方もいらっしゃるかもしれませんね。

でも、それはみなさんがいままで信じ込まされてきた〝常識〟が間違っていたということなのです。

なにしろ、すでに述べた通り慢性腎臓病の原因は、まだまだ分からないことだらけです。多くの患者さんはある日突然たんぱく尿が出て、慢性腎臓病の診断を受けて「これから長くつき合っていかなければいけない病気」であることを告げられます。しかし、そこで患者さん方の頭に植えつけられた〝腎臓病の常識〟にも疑わしい点が多々あります。そして、そういった「間違った常識」のために、たいへん多くの患者さんが翻弄《ほんろう》されてしまっているという現状なのです。

この本では、これからこうした慢性腎臓病にまつわる数々の「常識のウソ」を指摘しつつ、真に目指すべきあり方を提言していこうと考えています。きっと、本書を読めば、みなさんがこれまで腎臓病に対して抱いてきたイメージが大きく変わるはず。また、みなさんの「腎臓という臓器への見方」や「腎臓病とのつき合い方」も大きく変わるのではないでしょうか。

なお、ここで私の腎臓病への治療姿勢を説明しておきましょう。

私は「安易な透析の導入」に反対している医師であり、患者さんの腎臓の残された力をできる限り活用する「保存療法」を行なっている医師です。分かりやすく言えば、

「できるだけ透析をせず、できるだけ患者さんの腎機能を長持ちさせていこう」という姿勢で日々治療を行なっています（そのため、私のクリニックは、**透析を避けたい患者さんたちの「駆け込み寺」**と呼ばれることがあります）。

日本は「透析大国」であり、透析の技術も透析の設備も世界一流です。もっとも、腎臓病が末期段階になったときに当たり前のように透析療法が選ばれているのは、主要先進国ではもう日本を含む一部の国だけです。

慢性腎臓病は世界中で増え続けている慢性病ですが、欧米での対策はだいぶ前から透析よりも腎移植が主流になっています。たとえば、２０１６年の統計を見ると、ノルウェーでは28%が透析で、腎移植が72%を占めています。ところが、日本では97%が透析で、腎移植が３%。この数字から見ても、日本の腎臓病対策がいかに透析に偏っているかがお分かりでしょう。医療先進国の趨勢《すうせい》に反し、日本では「透析ありき」の腎臓病治療が定着してしまっているのです。

なお、一応お断りしておくと、ここでの「透析」は血液透析のことを指しています。透析には血液透析と腹膜透析のふたつのタイプがあるのですが、腹膜透析は透析全体

慢性腎臓病の治療常識は変わった

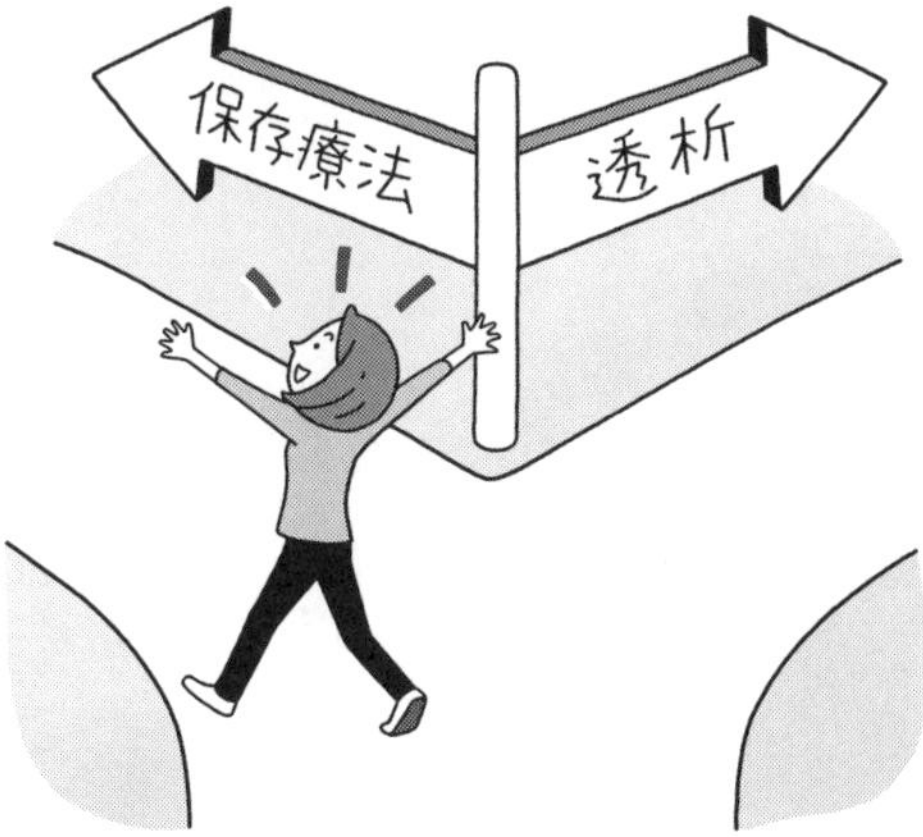

透析に入らない道もある

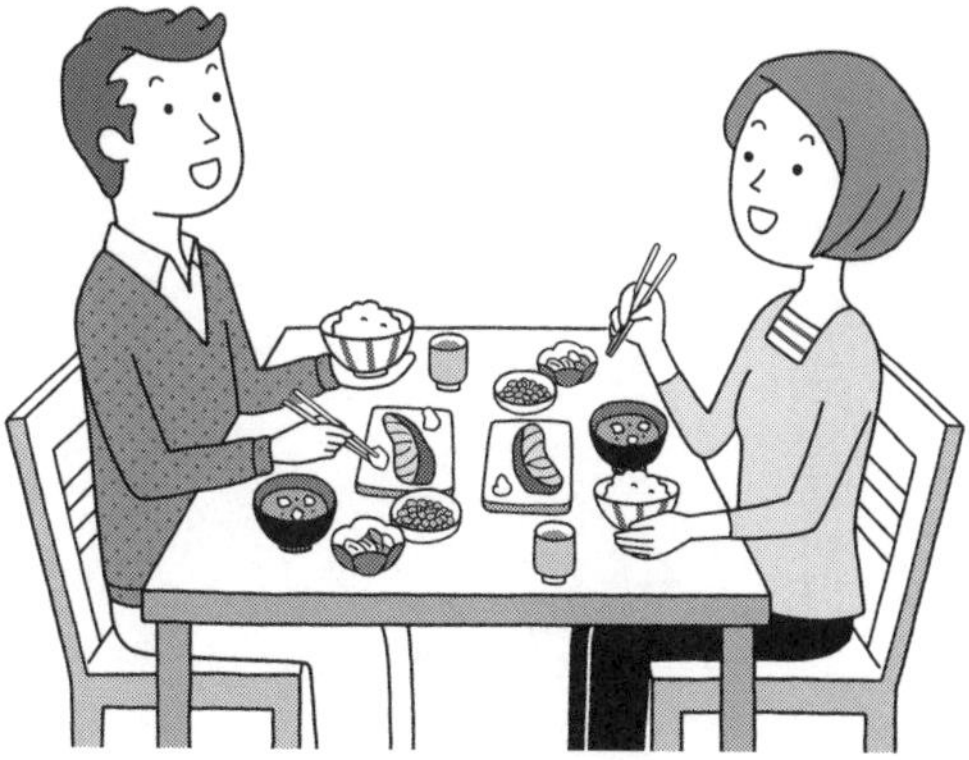

「低たんぱく質食」はがんばらなくていい

のわずか2％。ですから、この本でこれから言及する透析は、すべて血液透析のことを指すものとします。

ともあれ、透析は、平たく言えば「機械の力を借りて血液を入れ替える治療法」です。太い針を体に刺して血液を透析回路に流し、また別の太い針を刺して血液を体に戻す――この2本の針につながれた状態をじっとしたまま約4時間続けなくてはなりません。終わったあと、体に強い疲労感が残り、ほとんどの患者さんは「透析を受けた日は、もうぐったりして何もすることができない」と言います。透析の翌日は元気になるものの、またすぐに透析……。この「血液の入れ替え」を2日おきか3日おきにずっと繰り返していくことになるのです。

透析療法はいったん始まったら中止することができません。〝しんどいから、やっぱりやーめた〟とは言えないのです。多くの場合、患者さんたちは最初こそ「命をつなぐためには仕方がない」と透析を受け入れるのですが、何週間かたって「この2、3日おきの苦痛とだるさが命が尽きるまで一生涯繰り返されるのだ」ということが分かってくると、だんだんふさぎ込むようになっていきます。

また、透析センターでは、常に医師や医療スタッフからあれこれ指示（命令）をされていることが多く、否応なくそれらの人々に「従属している」気分になります。なかには、プライドが高く活力に満ちていた人が、羊のようにおとなしくなってしまうこともめずらしくありません。時には、「こんな生活はもう嫌だ」とヤケ食いやヤケ酒をするようになり、健康を損ねていってしまう人もいます。そういうタイプの方は、たいてい長くは生きられません。

さらに、近年は患者さんの高齢化に伴い、透析医療にさまざまな問題が発生するようになってきました。たとえば、

「認知症の症状が出て、透析を受けるのが困難になってきた」

「足腰が衰えて、自宅から透析センターへ足を運べなくなった」

「入院しながら透析を受けていたら、そのまま寝たきり状態になってしまった」

といった問題が全国的に多数発生しているのです。

外国では安楽死《あんらくし》法がある国が多く、この法律が成立したとたんに安楽死を選んだ知識人の透析患者もいます。しかしながら、日本には安楽死法はありません。日本では、

透析に足を踏み入れたら最後、認知症になろうが寝たきりになろうが抜け出すことができないのです。

透析をスタートしたということは、「血液を入れ替える機械」につながれて自分の命を預けたようなもの。それは生命が尽き果てるまで続けていかなくてはならない「終わりのない治療」「出口のない治療」であり、決して安易に選択していいものではないのです。

私は慢性腎臓病を専門とする医師として、こうした透析療法のあり方に対して若い頃から疑問を抱いていました。

そして、もう50年以上前から「患者さんができるだけ透析にならずに済む方法」を模索し続けてきました。50年以上の歳月、大学病院の医師、総合病院院長、クリニック院長と肩書は何度か変わったのですが、「透析に入らずに腎臓機能を長持ちさせる道を切り拓《ひら》いていこう」という思いは変わることなく、ずっと患者さんに寄り添いながら臨床研究を続けてきたわけです。

この間、分かったことがたくさんあります。

まず、慢性腎臓病には「進行するタイプ（進行性の強いタイプ）」と「進行しないタイプ（進行性の弱いタイプ）」があり、全体の8割が「進行しないタイプ」であること。この「進行しないタイプ」に関しては、透析の心配をする必要はまずありませんし、食事制限も塩分制限以外はほとんど必要ありません。他の医療機関の場合だと、この「進行しないタイプ」の患者さんも〝いまがんばっておかないと、将来はいずれ透析ですよ〟などと医師から言われていることが多いのですが、それは、心配がないにもかかわらず、無意味に脅されて、節制を強制されているようなものなのです。

また、仮に「進行するタイプ」であったとしても、私が長年かけて構築した**保存療法を実践すれば、多くの場合、腎機能を大幅に長持ちさせることができます。**

私のクリニックには、大学病院などの他の医療機関で透析の勧告を受け、〝逃げてきた〟患者さんがたくさんいらっしゃいます。実際にそういう方々が保存療法を行なうことで、透析に入ることなく何年も元気に過ごされているのです。

それにそもそも、他の医療機関では患者さんに透析を勧めるのが早すぎます。**たい**

ていの医療機関では、腎臓のろ過機能の指標であるeGFRが15以下になると腎移植または透析療法の準備に入ります。ところが、その時期はまだ自覚症状がほとんどなく、生活に何の支障もありません。とはいえ、どのガイドラインでも、「eGFR15以下は腎移植または透析の準備」となっていて間違いではありません。しかし、患者さんは「こんなに元気なのに」と医師の方針に強い疑問を持ちます。

　これに対して、**私のクリニックでは、腎臓の残存機能の指標eGFRが6になり、それが2か月続いたときにやむをえず透析への移行をおすすめしています。**

「進行するタイプ」である場合、保存療法で進行を遅らせることはできても、進行を完全に止めることは多くの場合できません。透析を引き延ばすことはできても、残念ながらいつか受けざるを得ない日がやってくる場合が多いのです。でも、私のクリニックでは進行状況を慎重に判断しつつ、「その日」が来るのをギリギリまで粘って遅らせて、患者さん方に少しでも長い期間、ご自身の腎臓の機能を活用していってもらおうとしているわけです。

みなさん、いかがでしょう。

腎臓病に関して私が言うことが「これまで言われてきた常識」とまったく違うことに驚かれている方もいらっしゃるかもしれませんね。

でも、これはまだほんの序の口。先ほども述べた通り、腎臓病治療の世界ではたくさんの「間違った常識」がまかり通っています。これらの常識のウソを知るにつれ、みなさんの驚きはもっと大きくなることでしょう。

こうした腎臓病をめぐる常識・非常識の問題については、これから順を追って紹介していきます。また、「進行するタイプ」と「進行しないタイプ」では何がどう違うのか、保存療法とはどういうものなのかといったことに関しても、おいおいくわしく解説していくことにしましょう。

腎臓は人間の健康に絶対に欠かせない臓器です。

わたしたちが健康長寿を実現していくには、腎機能を健やかに維持していくことが不可欠。これからの人生を健やかに生きるためにも、わたしたちはできる限り腎機能を下げないようにしていかなくてはなりません。

そして、そのためには腎臓についての正しい知識を得て、どんなケアや治療をすれば腎機能を維持していけるのかを正しく把握して、「正しい道」を進んでいくことが必要なのです。

「間違った道」に迷い込んだらたいへんです。いつまでも「間違った常識」や「古い常識」に縛られたままでいると、知らず知らずのうちに間違ったほうへと進んでいってしまい、みすみす損をしたり、みすみす心配や苦労を背負い込んだりすることにつながりかねません。悪くすると、道を間違ったせいで、受けなくてもいいはずの透析を受けるハメになったり、透析を始める時期が大幅に早まってしまったりする事態になることも十分に考えられるのです。

私は、「正しい道」を進んでいただければ、「負けいくさ」を「勝ちいくさ」に変えていくことができるのではないかと考えています。

最初から「どうせいつかは透析になるしかない」とあきらめているようでは、病気と戦う前に負けているようなもの。それでは「負けいくさ」になるのを承知で生きているようなものです。

CKD（慢性腎臓病）保存療法の驚異の治療成績

ステージ5（末期腎不全）でも透析を回避する人続出！

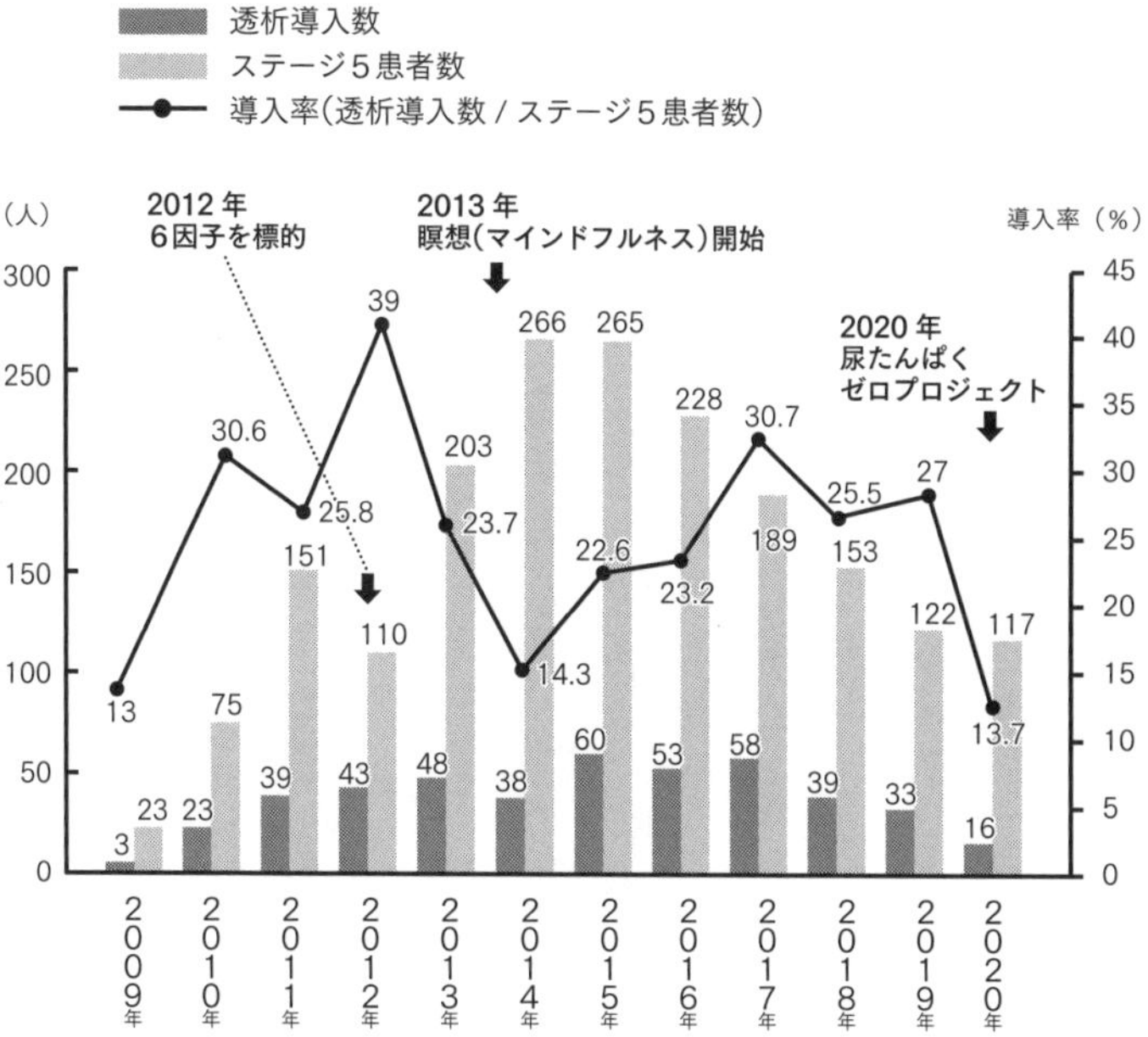

＊通院期間3か月未満は除く

上の折れ線グラフは、ステージ5（末期腎不全）の患者さんの数で透析に入った患者さんの数を割った「透析導入率」の年次推移。保存療法を実践した結果、一般に透析を勧告されるステージ5でも、透析に入った患者さんの割合はわずか13.7%。もっとも低い透析導入率が出ているが、さらに工夫を重ね、さらに低い導入率にしてゆきたい。

でも、「正しい道」を進めば、「透析に入らない道」も見えてきます。「一生にわたって透析なしで過ごせる道」もあるのです。もちろん、いまのところすべての慢性腎臓病の患者さんがその道へ進めるとは限りません。ただ、その道に進める人は着実に増えています。**治療成績は年々良くなっているのです。**

だからみなさん、「負けいくさ」を「勝ちいくさ」へと変えていきましょう。あきらめることなく、希望を持って進んでいきましょう。これからの**みなさんの「人生の健康」は、腎臓という臓器をしっかり働かせていけるかどうかにかかっている**と言ってもいいのです。さあ、腎臓とともに長生きして、末永く豊かな人生を歩んでいこうではありませんか。

椎貝クリニック院長　椎貝達夫

目次

第2章 慢性腎臓病 間違いだらけの治療常識
——実証された8つの新常識

第3章 腎機能を自分で守る「保存療法」の秘密
――「6つの進行因子」をチェック！

第4章　腎臓を調子よく保つためのセルフケア

――「腎臓マインドフルネス」の驚きの効果

第5章 〝透析なし〟の人生を送るために
——世界から見た日本の腎臓病対策

カバーイラスト　art4stock/Adobe Stock
本文デザイン・DTP　リクリ デザインワークス
本文イラスト　瀬川尚志
編集協力　高橋 明

第1章

腎臓を守れるかどうかで、あなたの健康寿命が決まる!

知られざる腎臓の役割と働きとは

知ってました？
腎臓は「おしっこをつくるだけ」の臓器ではないのです

この本では、これから腎臓の機能をいかに守るかという話をしていきます。

たとえ慢性腎臓病になってしまったとしても、極力透析に移行することなく、自分の体の腎機能をできる限り長持ちさせていく――。そのためには何をすればいいのかという話ですね。

ただ、その「本題」に入る前に、みなさんにぜひ確認しておいていただきたいことがあります。

それは、「いったい、何を守るのか」という点です。

腎臓の機能を守るといっても、いったい腎臓のどんな機能を守るのか。それがちゃんと頭に入っていないと、目的意識もあいまいになりがちですし、意欲も湧きにくくなります。

だから、まずはそこをはっきりさせておきたいのです。

つまり、腎臓という臓器にはいったいどのような機能があって、わたしたちの体の中でどんな役割を果たしているのか——そのあたりをしっかり押さえたうえで、腎臓の機能を守っていきましょうというわけです。


では、さっそくみなさんにお聞きしましょう。

腎臓の役割とは何か——。そう聞かれたら、さて、みなさんはどのように答えるでしょうか。

〝そんなの決まってる。腎臓の役割はおしっこをつくることでしょう〟——ほとんどの方はそう答えるのではないでしょうか。

もちろん、それも正解です。

腎臓は血液中の老廃物をろ過し、尿をつくって排泄《はいせつ》しています。それは間違いないのですが、いかにも素人《しろうと》の浅い答えという感じですね。

なぜ、そんなことを言うのかというと、「腎臓＝尿をつくる臓器」という素人の考えに縛られていると、「腎臓の真の役割」に気づかないまま、見落としてしまうことが多いからです。

では、多くの人が見落としがちな「腎臓の真の役割」とは何なのか。

それは「血液を管理する」という役割です。

みなさんご存じのように、血液中には人間が生きていくのに必要なさまざまな成分が含まれています。ナトリウム、カリウム、カルシウム、リン……こうした成分は多すぎても少なすぎても人体にリスクが生じるため、常に一定範囲の正しい濃度に保たれていなくてはなりません。また、血液中にはたんぱく質が代謝されたときに生じる毒素（尿毒素）も含まれているため、これがたまることのないよう、速やかに排泄していかなくてはなりません。

すなわち腎臓は、血液をろ過して尿をつくる過程で、こういったさまざまな血液成分の濃度を管理して調整する働きを担っているのです。

分かりやすく言えば、腎臓は、わたしたちの血液の状態が健全かどうかに常に目を光らせている見張り番であり、何らかの異常が見つかったときにさまざまな手を打って血液を健全な状態へと戻してくれる管理人でもあるのです。この腎臓の日々の働きがなければ、わたしたちは到底生きていきません。

このように、腎臓は「単におしっこをつくっているだけの臓器」ではありません。わたしたちの全身のすみずみを巡っている血液。わたしたちの体の健康を大きく左右している血液。その血液の状態を管理して日々きれいに整えてくれているのが腎臓なのです。

いかがでしょう。腎臓がこんなにも重要な役目を果たしているなんて、みなさん、ちょっと驚きなのではありませんか？

腎臓は「血液の管理人さん」。血液をきれいに保てるのは腎臓のおかげだった

ここで、少し腎臓の働きを整理しておきましょう。腎臓の働きには、大きく次の3

つがあります。

①血液のろ過・老廃物の排泄
②ナトリウム、カリウム、リンなど、「血中に溶けている物質」の量と濃度の調節
③ホルモンの分泌（エリスロポエチンなど）

「いらないものを排泄する」というイメージが強いせいか、腎臓の働きを住宅などの下水道システムにたとえる人がいます。もちろん下水道のような〝排水〟の役割も果たしてはいるのですが、じつは腎臓の行なっている仕事はもっと幅広く、もっと緻密なものです。

言うなれば、不要なものを下水道から〝排泄〟するのと同時に、体に必要なものを必要なだけ残して、成分量を微調整したうえでそれを上水道へと回していく。すなわち、下水道だけでなく、体全体を巡る水道の流れ（血液の流れ）を全体的に管理する役割を担《にな》っているのです。

では、いったいどのように血液を管理しているのか。腎臓の「血液管理システム」を説明しておくことにしましょう。

腎臓にはたいへん多くの血液が集中していて、心臓が送り出す血液のおよそ4分の1が腎臓に流れ込んでいるとされています。腎臓に流れ込んだ血液は、まず「糸球体《しきゅうたい》」でろ過されます。糸球体は毛玉のようなかたちをした毛細血管の塊で、ひとつの腎臓には100万個あるろ過装置です。

糸球体では、赤血球などの細胞成分がふるい分けられて、「原尿」と呼ばれる〝尿の素〟がつくられます。この〝尿の素〟には、クレアチニンなどの老廃物とともに、糖、ナトリウム、カリウム、カルシウム、リンなどの体に必要な成分がまだたくさん残されたまま。また、1日につくられる原尿は180ℓほどもあり、これは家庭のお風呂1杯分くらいの量に相当します。なぜ、有用成分も含んだままこんなに大量の〝尿の素〟をつくるのかというと、この次に「再吸収」というプロセスが控えているからです。

糸球体の先には「尿細管《にょうさいかん》」と呼ばれる部分があるのですが、ここでは原尿の中のさまざまな有用成分が〝体に必要な量だけ〟再吸収されて血液に戻っていくシステムになっています。つまり、血液成分の管理・調整が、この再吸収の時点で行なわれているわけですね（クレアチニンなどの老廃物はほとんど再吸収されないで排泄されます）。なお、このときに水分もおよそ99％が再吸収されていき、尿細管を通過し終えたときに残るのはおよそ２ℓほど。すなわち、この２ℓが膀胱《ぼうこう》を経由して「尿」として排泄されていくわけです。

このように、腎臓という「血液の管理人」は、いったんたくさんの原尿をつくって、そこから必要なものを必要なだけ再吸収して取り戻すというスタイルで、血液の成分をいつも正しい状態に維持してくれているのです。

管理人さんですから、毎日ゴミと必要なものを仕分けして、血液をきれいに掃除してくれているようなもの。わたしたちが日々血液をきれいに保てるのは、この「非常に高い管理能力」を備えた管理人さんのおかげと言っていいのです。

腎臓の構造としくみ(模式図)

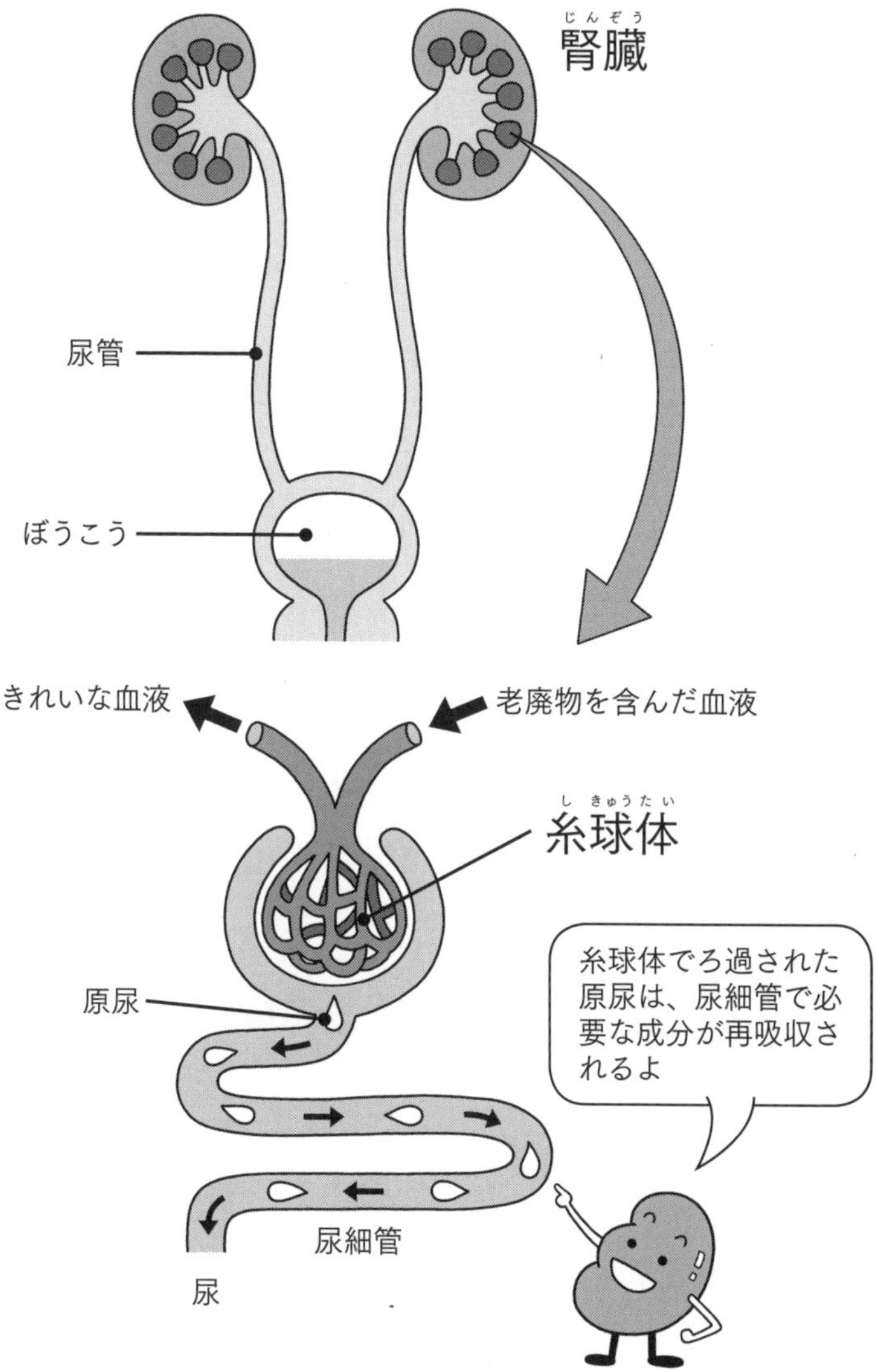

腎臓は人体情報ネットワークの中心となる臓器だった！

ところで、腎臓という管理人は、どうしてさまざまな血液成分の必要量や調整量を知ることができるのでしょう。「ナトリウムが多すぎるから減らさなきゃ」とか、「カリウムが少ないからたくさん再吸収しなきゃ」といったことをどうやって判断しているのでしょうか。

これには理由があります。じつは、腎臓は人体の情報ネットワークの「要《かなめ》」的な存在であり、さまざまな臓器と互いに連絡を取り合っています。その連絡ネットワークによって、血液成分の多寡に関する情報を随時受け取っているからこそ、すみやかに判断して血液を管理・調整できるのです。

その情報ネットワークは、腎臓と心臓、腎臓と肝臓、腎臓と骨、腎臓と脳といったようにさまざまな臓器と結ばれています。ここでは、代表的な情報ネットワークの例として、腎臓と骨（骨髄《こつずい》）との間でどんな情報のやり取りがなされているのかを紹介することにしましょう。

みなさん、赤血球などの血球がどこでつくられているか、ご存じですよね。そう、骨の内部の骨髄です。この骨髄でつくられたたくさんの赤血球に乗って全身のすみずみに酸素が運ばれていることになります。

じつは、**腎臓は体内の酸素不足を監視する見張り番のような役目を果たしていて、酸素の量が減ってくると「酸素がもっと欲しいから、血球をもっとつくって」というメッセージを骨髄に対して発するようになっています。**このメッセージを伝えているのは「エリスロポエチン」という物質です。腎臓から骨髄へとエリスロポエチンのメッセージが届くと、骨髄は赤血球の増産態勢に入ります。つまり、腎臓からのメッセージが届くことによって骨髄の赤血球生産が増え、これにより体内に十分な量の酸素が行き渡るようになるしくみになっているわけです。

たとえば、高い山など気圧が低いところへ行くと、空気が全体に希薄で酸素が薄くなります。そういうときにはすかさず腎臓からエリスロポエチンが出動して、骨髄の赤血球工場に増産指令のメッセージを届けることになります。これは、腎臓と骨髄との間で情報のクロストークが行なわれているようなもの。「酸素が足りないからもっと赤血球をつくって」「よしわかった。じゃあ、リクエストに応じて赤血球を増産しよう」といった「対話」が交わされているのです。

このように、血液の管理人・腎臓は、骨髄の他にも体のさまざまな臓器とネットワークを構成して、多くの情報をやり取りしています。そして、各臓器とあたかも「対話」をしているかのように連絡を取り合いつつ、血液を適切な状態にキープしているのです。わたしたちが日々血液の状態を保って健康を維持していられるのは、まさにこの「腎臓の情報管理ネットワーク」がしっかりと機能しているおかげだと言っていいでしょう。

腎臓の重要な役割

①老廃物（体のゴミ）を
排泄し、血液を
きれいに保つ

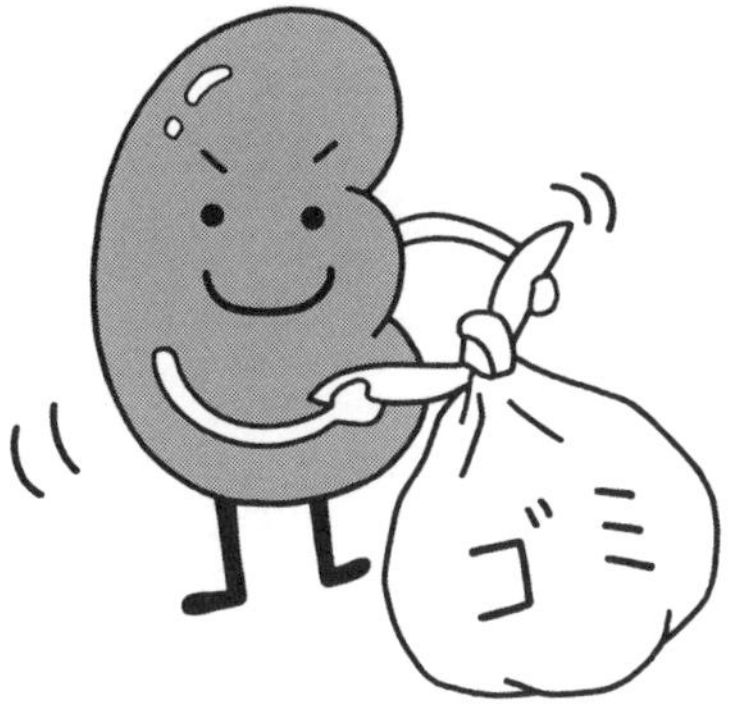

②血液中の
成分調整

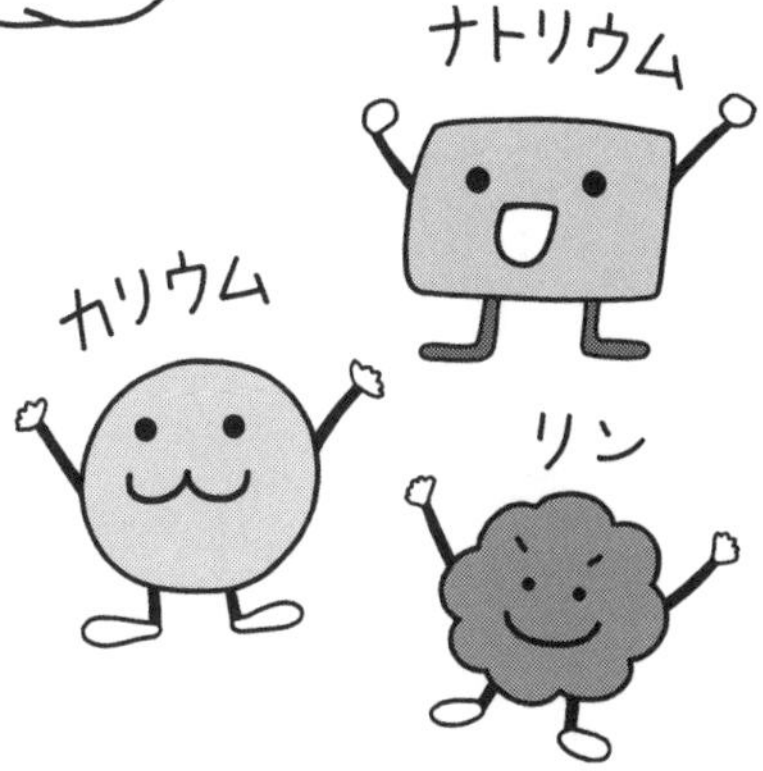

③メッセージホルモンの分泌

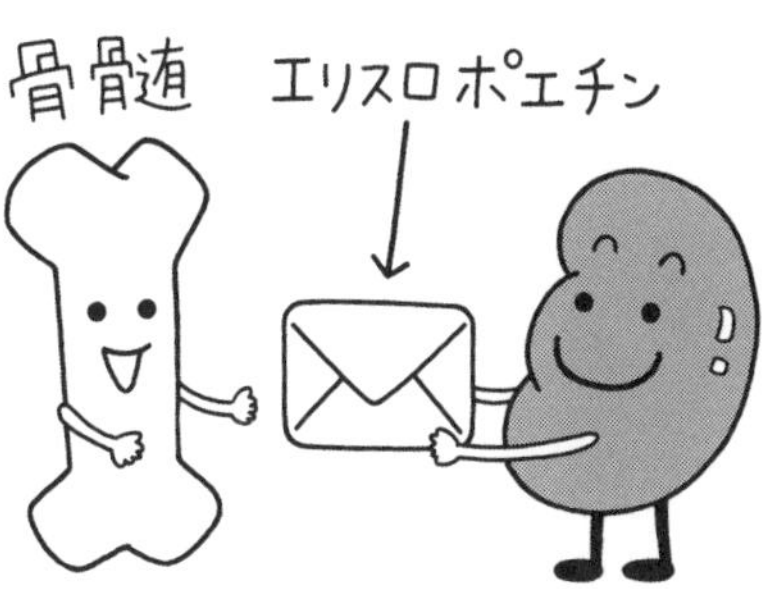

慢性腎臓病は、血液の管理能力が低下してしまう病気

ここまでで、腎臓がわたしたち人間の生命活動に欠かせない臓器であるということがお分かりいただけたのではないかと思います。

ただ、問題なのはここからです。

みなさん、もし、この腎臓のすばらしい「管理能力」がじりじりと落ちてきたとしたら、いったいどうなると思いますか?

管理能力が低下すれば、ゴミと必要なものをうまく仕分けできなくなったり、血液の成分をうまくコントロールすることができなくなったりと、さまざまな支障が生じる可能性が出てきますよね。

つまり、そういった管理能力の低下を招くのが「慢性腎臓病（ＣＫＤ）」なのです。

慢性腎臓病には「進行するタイプ」と「進行しないタイプ」とがあるのですが、「進

慢性腎臓病（CKD）を代表する病気

●糖尿病性腎臓病

●腎硬化症

●慢性糸球体腎炎
IgA腎症、膜性腎症、膜性増殖性糸球体腎炎、半月体形成性腎炎、巣状糸球体硬化症、ループス腎炎など

●多発性のう胞腎

●尿細管間質性腎炎

腎臓病で知っておきたい用語

●**eGFR（推算糸球体ろ過量）**＝およその腎機能。血清クレアチニン、性別、年齢から計算で求める。腎臓にどれくらい老廃物を排泄する能力があるかを示す数値。この値が低いほど腎臓の働きがよくない。60（mℓ / 分 /1.73 m^2）未満だと慢性腎臓病（CKD）と診断される。なお、腎機能が正常の場合、eGFR は 80 前後のため、60 未満とは腎機能が正常の 75％未満に落ちていることを意味する。

●**血清クレアチニン**＝血液中のクレアチニン（筋肉の活動中にできる老廃物）のこと。腎臓の糸球体のろ過機能が低下すると、この値が高くなる。男性 1.1mg/ dℓ、女性 0.8mg/ dℓ以上だと要注意。

●**たんぱく尿**＝腎臓の糸球体の異常で、たんぱく質が尿にもれてくる。試験紙検査により±、1+、2+（最大4+まで）と表記する。

行するタイプ」になると長い時間をかけて中長期的に腎臓のろ過機能が低下していってしまいます。

先にも少し触れましたが、腎臓にどれだけのろ過機能が残っているかは、ｅＧＦＲ（推算糸球体ろ過量）という数値で表わされます。この値が低ければ低いほど、腎機能が弱っていると考えていいでしょう。

通常、ｅＧＦＲが60未満になると慢性腎臓病と診断されます。「進行しないタイプ」であれば、数値はほぼ横ばいになるのですが、「進行するタイプ」であった場合、40台、30台、20台とじわじわと少しずつ数値が低下していくようになります。

そして、どの医療機関においてもｅＧＦＲが15を下回ると透析の準備に入ります。これは、日本のみならず、世界中の医師向けのガイドライン（治療の指針）で決まっていること。ｅＧＦＲが15を下回ると「透析の準備、あるいは親族・血族（夫または妻）から腎提供のチャンスがあるのなら、生体腎移植に移行する」と定められているのです（日本では、脳死・心臓死からの腎臓提供はほとんど期待できません）。だから、

「eGFRが15になったから透析」と言われたとしても、医師や医療機関サイドが間違っているわけではありません。しかし「なにかの間違いじゃないの？ 私はこんなに元気なのに」と患者さんは思います。そこで私のクリニックでは「eGFR6台が2か月間続いたとき」透析移行を検討します。

また、腎臓のろ過機能が弱ってeGFRが低下すると、当然、血液の管理能力も低下していくことになります。老廃物をうまく排泄できずに血中にたまりがちになりますし、普段はかなり厳密に管理されているカリウム、リン、酸なども管理の目が行き届かなくなってたまりがちになっていきます。そして、こうした物質が必要以上にたまっていって同時に尿毒症を引きおこす多種類の尿毒症物質が血液中に増え、尿毒症を引き起こし、命を危険にさらすような事態へとつながっていくのです。

要するに、ごく簡単に言ってしまうなら、腎臓の機能が落ち、血液の管理能力が落ちると、だんだん血液成分の一部がコントロール不能となり、尿毒症物質もたまってくる。このままじゃ尿毒症になって死に至るから、仕方ない、機械の力を借りて血液をそっくり入れ替えてクリーニングしよう――。こういう発想で導入されるのが透析療法であるわけです。

ただ、先にも述べたように、透析療法はいったんスタートしたらやめられません。2、3日に一度、透析器につながれないと生きていけない体になってしまい、機械の力で全身の血液を入れ替えるので、血管や心臓に非常に大きな負担をかけてしまいます。

誰しも、できればそういう状態になりたくないです。もし、できるだけ透析にならず、腎臓の機能を長持ちさせていける方法があるのであれば、誰しもその方法を選ぶのではないでしょうか。

いったい、そんな方法があるのか？

もちろんあります。じつは、それこそが私が日々患者さんとともに推し進めている「保存療法」なのです。50年かけて開発し、すべてではありませんが、透析に入らないで済みそうな患者さんがしだいに増えています。

保存療法なら、血液管理能力を低下させずに済む

保存療法は、慢性腎臓病の患者さんができるだけ透析にならないように、日々の食事や生活習慣に注意を傾けつつ、腎臓の機能を長持ちさせていく治療法です。

腎臓のろ過機能をこれ以上落とさないようにするため、腎臓の血液管理能力をこれ以上落とさないようにするためには、「塩分摂取」「たんぱく質摂取」「血圧のコントロール」など、食事や生活習慣で注意を払っていくべきポイントがいくつかあります。すなわち保存療法は、医療者と患者がタッグを組んで、こうした重要ポイントを一緒に管理していく方法なのです。

いったい、どうやって食事や生活を管理していくのか。

くわしくは後の章で改めて述べますが、私の保存療法のひとつの特徴は「24時間蓄尿」を行なう点です。

これは、1か月か2か月に1回、1日24時間の尿を「尿バッグ」にためて、そのうちの30㎖ほどを試験管に入れて持ってきてもらい、分析したデータを元に診療を進めていくもの。なぜ、このような手間をかけるのかというと、この「24時間蓄尿」だと、患者さんの食事内容や腎臓の状態が一度にくわしく読み取れるからです。

尿には食事情報をはじめとした体の情報がとてもたくさん詰まっています。私が行なう保存療法では、「24時間蓄尿」によって得られた尿の情報データを分かりやすくまとめ、「腎臓病ノート」に記入します。そして、その「腎臓病ノート」を患者さんと見ながら食事や生活の状況をチェックしつつ、今後に向けての改善点や注意点などを話して、診療を進めていくのです。

このように、「24時間蓄尿」のデータや「腎臓病ノート」を活用しつつ、重症度や進行度によって1~2か月に1回、しっかりポイントを押さえた定期チェックをして、患者さんと医療者がお互いに情報を共有しながら管理をしていくというわけです。

そして、この保存療法を行ない、医療者と患者さんでタッグを組んで食事や生活を管理していくようにすれば、腎臓の管理能力をそれほど低下させずに済むようになります。実際、これを行なうことによって、とても多くの患者さん方が何年もの間、腎機能の低下を抑えることに成功しています。他の医療機関で「いますぐ透析」のように言われていた人が私のクリニックに来て、10年近くにわたって透析を受けずに済んでいるようなケースもたくさんあります。

おそらく、保存療法で食事や生活の管理力を高めたことが、腎臓の管理能力の低下を埋め合わせる格好になっているのでしょう。日々食事や生活を管理して腎臓にかかる負担を軽くしたことが、血液管理能力低下を抑え、腎機能を長持ちさせることにつながっているのです。

ともあれ、慢性腎臓病は、保存療法を行なっていけば、悪化を防いだり抑えたりしていくことが可能なのです。

腎機能を悪化させてしまって透析に移っていく人は、年間に約4万人もいらっしゃいます。言わば、これらの方々は2、3日に一度、機械にクリーニングをゆだねることでしか血液を管理できなくなってしまったわけです。

でも、保存療法を行なってしかるべき手を打っていけば、より長い期間にわたって自前の管理能力をキープしていくことができるのです。

ぜひ、みなさんも早め早めに手を打って、腎臓を守っていくようにしてください。

そして、先々困った事態に陥ることのないように、なるべく高い「管理能力」を維持していくようにしましょう。

腎臓の管理能力を守ることが健康寿命を延ばすことにつながる

この第1章では、「なぜ腎臓を守らなきゃならないのか」をはっきりさせるため、腎臓の役割や機能の話を中心に述べてきました。

いかがでしょう。たぶん、「ここまで読んだだけでも〝まったく知らなかったこと〟や〝驚かされたこと〟がたくさんあった」という人も少なくないのではないでしょうか。

腎臓という臓器は、これまではどちらかというと「地味な臓器」として扱われがちでした。おそらく、「人体にとっての重要度」という点で見ても、「かなり下のほう」に見積もっていた人が多いのではないでしょうか。

しかし、違うのです。

わたしたち人間は、腎臓なしでは生きていくことができません。腎臓という管理人が日夜しっかりと仕事をしてくれているからこそ、わたしたちは不必要なものをため込んだり必要なものを欠乏させたりすることなく、体の健康バランスを維持していくことができるのです。

腎機能が健やかに保たれているということは、血液の管理能力がしっかり働いているということです。

年を重ねても「きれいな血液」を維持できていれば、当然、体調を崩したり病気になったりすることも少なくなるでしょうし、健康を維持したまま長生きできる確率が高まることでしょう。

つまり、腎臓をしっかり守ることでわたしたちの健康を守り、わたしたちの人生をより充実した楽しいものにできるのです。腎臓をしっかり守ることが健康寿命を延ばすカギだと言ってもいいでしょう。

きっと、腎臓という臓器は、「血液の管理人」であるだけでなく、わたしたちの「健康の管理人」でもあり、わたしたちの「寿命の管理人」でもあるのかもしれません。

では、どのようにして自前の腎臓の管理能力を維持し続けていくべきなのか、そのためにどんな知識を身につけておくべきなのかに関しては、次章からじっくり述べていくことにします。

第2章

慢性腎臓病
間違いだらけの治療常識

実証された8つの新常識

新しい常識①

慢性腎臓病には「進行するタイプ」と「進行しないタイプ」があった！

「はじめに」でも述べたように、日本においては腎臓病にどう対処していくかという点で多くの「間違った常識」が出回っています。

私から見れば、冗談ではなく「間違いだらけ」のようなもの。ですから、わたしたちは、まずこれまでの〝常識〟を疑って、何が正しくて何が誤りなのかをしっかり見きわめていかなくてはなりません。そのうえで、「慢性腎臓病とつき合うための正しい知識」を「新しい常識」として身につけていくべきでしょう。

この章では、これから慢性腎臓病に関わる「新しい常識」を8項目ほど紹介していきます。

みなさん、これら8項目の「新しい常識」をぜひしっかりと頭に入れてください。

そして、「間違った常識」や「ウソの常識」に惑わされることなく、エビデンス（医学的根拠）に裏づけされた正しい知識で病気に対処していくようにしましょう。

では、さっそくひとつめの「新しい常識」です。

いまいちばん新しいデータでは、日本の慢性腎臓病患者は１３３０万人だとされています。

もっとも、「新しいデータ」だとはいえ、この集計調査が行なわれたのは２０１２年であり、もう10年近くも前のこと。なぜか、それ以来、総患者数の集計が行なわれていないのです。おそらく、現在では１３３０万という数字は、もう２００万か３００万くらい増えているのではないかと思います。

とはいえ、推測の数字で話をするわけにはいかないので、一応、いま日本に１３３０万人の慢性腎臓病患者がいるという前提で話を進めましょう。

じつは、この１３３０万人のうちのおよそ１０００万人は「進行しないタイプ」なのです。

先にも述べたように、慢性腎臓病は「進行するタイプ」と「進行しないタイプ」とに分かれます。そして、「進行しないタイプ」は、何もせずに放っていてもほとんど病状に変化がないのです。

いったい、どうしてそんなことが言えるのか。

これは、私が5年間にわたって続けてきた「長期観察研究」によって導き出した結論なのです。

みなさん、次ページの上のグラフを見てください。これは慢性腎臓病と診断された方々で「尿たんぱくが０・３ｇ／dℓ／日未満」の人87名を対象に、５年にわたり病状の変化を追跡調査したもの。お分かりのように、ほとんどの方のｅＧＦＲ（腎機能低下の指標）が横ばいになっていますよね。これは、５年間にわたり病状が進行していないということを示しています。

また、下の円グラフは、この「長期観察研究」の成績をまとめたもの。こちらは病状が進行しなかった人が85％、寛解《かんかい》した（よくなった）人が３％で、88％にのぼる人にまったく悪化が見られなかったことを示しています。

尿たんぱくが少ないタイプなら 腎機能低下は進行しにくい

長期観察（n＝87）2015年3月～2020年4月（13～61か月）

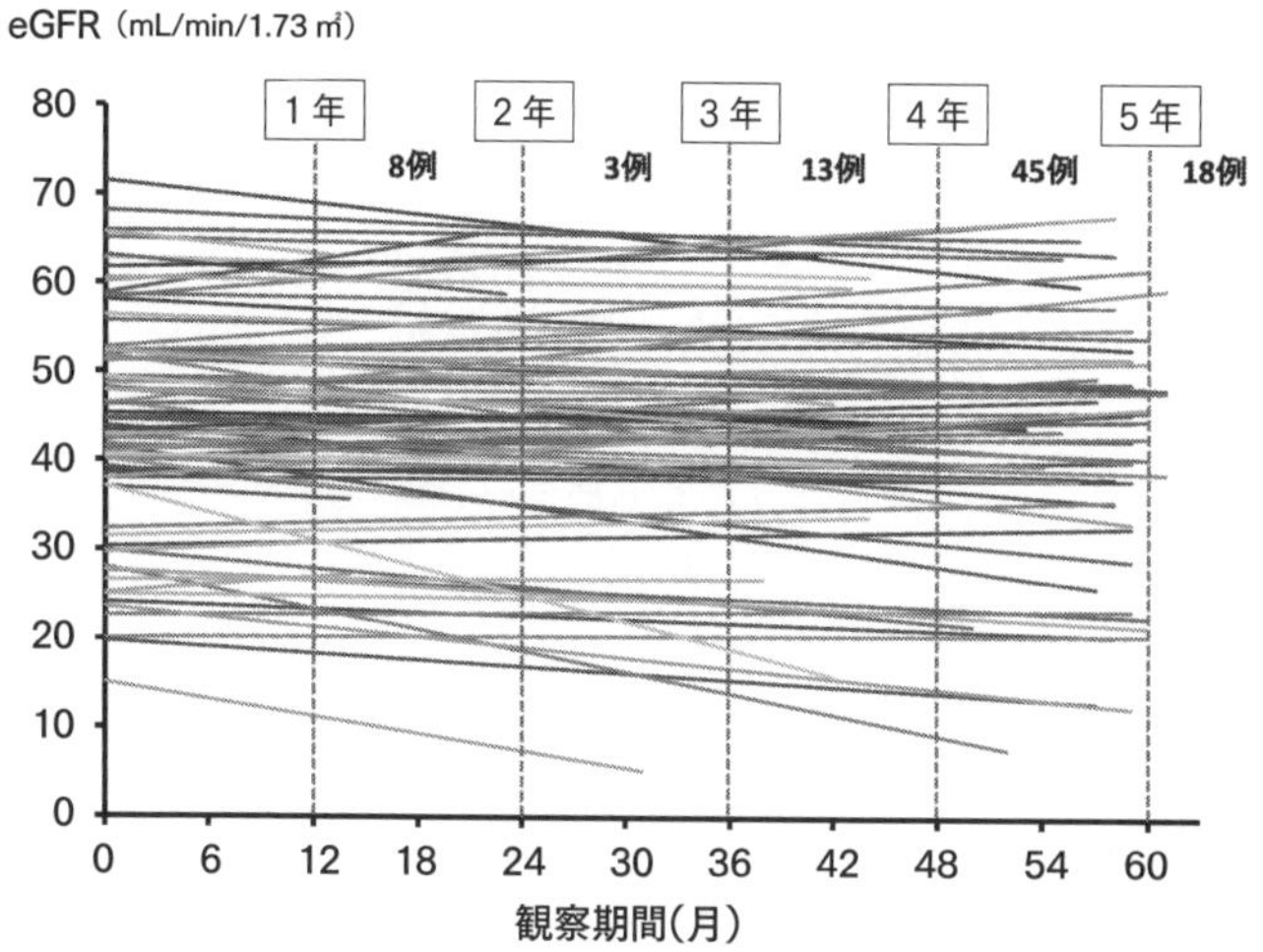

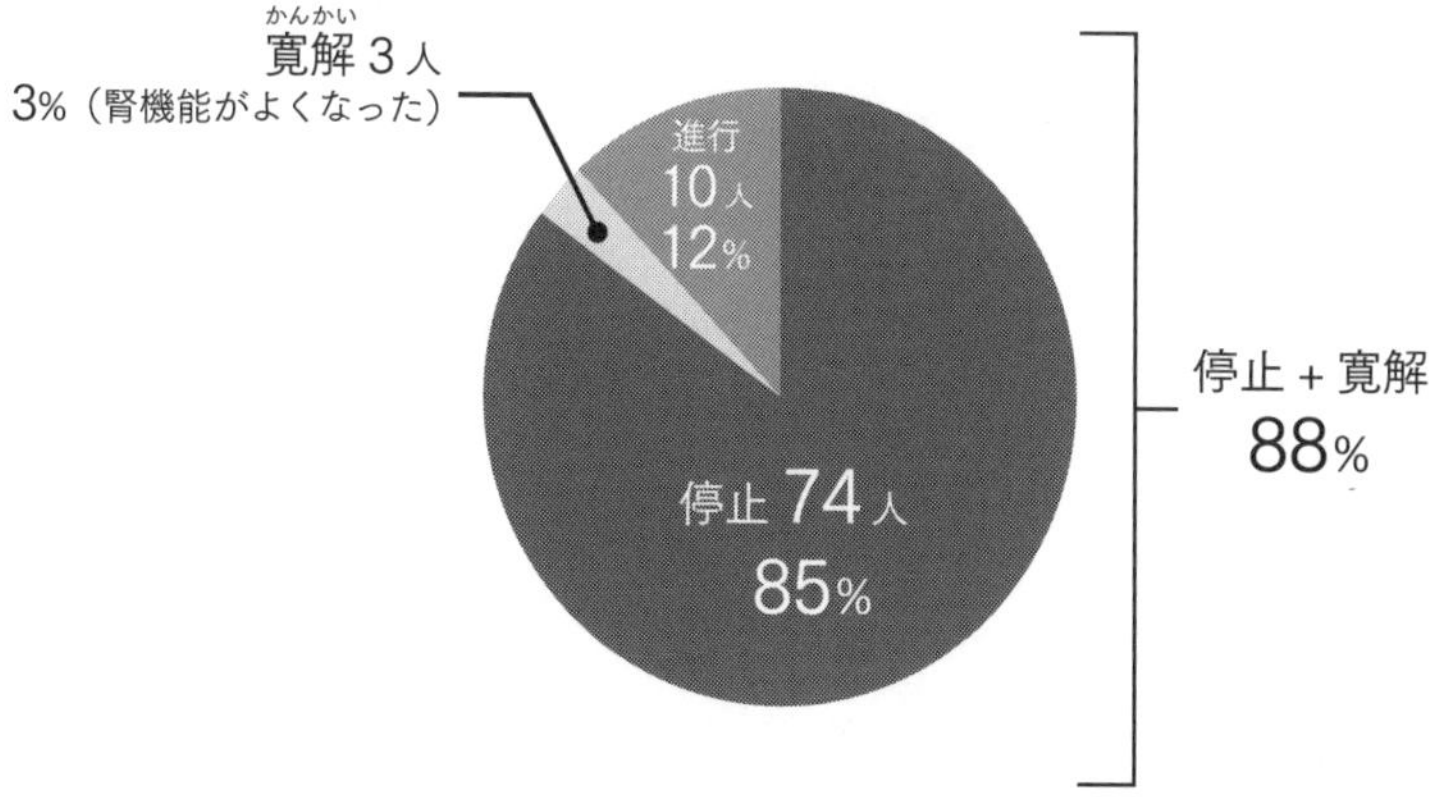

5年間の長期観察（87例）により、腎機能の数値（eGER）が
長期にわたって安定していることが分かる。

（尿たんぱく0・3g／dℓ／日未満というと、「蓄尿しなければ分からないのか」と思われてしまいますが、薬局で売っている試験紙でいつ調べても色が変わらないマイナス（－）の状態か、わずかに色が変わるプラスマイナス（＋－）の状態を言います。自分で判定できるのです）。

そして、この結果を日本の慢性腎臓病1330万人に当てはめると、少なく見積もっても1000万人の方々は「進行しないタイプ」であると推計できるのです。すなわち、慢性腎臓病患者全体数のうちの約8割は「進行しないタイプ」であり、残り2割の330万人が「進行するタイプ」であるということになります。

なお、みなさんの中には「この長期観察研究の患者さんはみんな食事制限などのセルフケアをがんばっていたんじゃないの？　だから、進行が抑えられたのでは？」と思っている方もいるかもしれません。

しかし、そんなことはないのです。研究に協力いただいた方々のうち、食塩摂取量（1日7g未満）を守っていた人は55％、たんぱく質摂取量（標準体重当たり1日0・8g）を守っていた人はなんと6・7％。ほとんどの方が食生活上の注意を「ちゃんと守っていなかった」ということになります。

つまり、たいして食事に注意をしていなくても、5年間にわたって腎機能が低下しなかったということ。だから、「進行しないタイプ」の人は、ほぼ普通通りの食事をし、ほとんど何もせずに放っていたとしても、腎臓病が悪化することはない――ということになるわけです。

なお、この研究は現在進行形であり、あと5年、すなわち10年間調査をして終了する予定になっています。外部からは「研究対象の患者数が少ない」といった指摘もあるのですが、この研究は当院の患者さん限定で行なっています。24時間蓄尿を行なうなどの厳しい条件下のため、外部施設からの参加が難しく、数が少なめになってしまうのは、どうしてもやむを得ないのです。

また、先の円グラフでは、ほんの少数ながら進行している例もあります。この少数の進行例の病気としては、「孤発性《こはつせい》の多発性のう胞腎《ほうじん》」「尿細管間質性腎炎」のふたつが考えられます（孤発性とは、親・兄弟にこの病気がなく、たった一例だけに発病する稀《まれ》な例を指します。多発性のう胞腎は遺伝性で、ふつう親・兄弟に発症例があります）。

これらのタイプは年1回の血清《けっせい》クレアチニン測定では治療が遅れてしまう可能性があり、少なくとも6か月に1度測定をして慎重に見きわめていく必要があるのです。少数例ではあるものの、こうしたタイプが交じっている場合もあるということをつけ加えておきましょう。

もしかしたら、みなさんの中にも１３３０万人のうちの１０００万人（進行しないタイプ）に該当する方がいらっしゃるかもしれません。実際に「進行しないタイプ」に該当するのであれば、みなさんはこの先も病状が悪化することもありませんし、当然、透析に移行するような事態にもなりません。

しかし、多くの医療機関では、この「進行しないタイプ」の人も「進行するタイプ」といっしょくたにして扱われていることが少なくありません。すなわち、「いまのうちにがんばっておかないと、いずれ透析になっちゃいますよ」と脅かされたり、「つらいだろうけど、たんぱく質制限をしっかりやってくださいね」と食事制限を強いられたりしていることが多いのです。

column

慢性腎臓病の種類

慢性腎臓病患者1330万人のうちの8割を占める「進行しないタイプ」にはどのような特徴があるのか。また、残り2割の「進行するタイプ」にはどのような特徴があるのか。ここでもう少し掘り下げておくことにしましょう。

慢性腎臓病は、だいたい次のような種類に分けられるとされています（37ページ図参照）。

・糖尿病性腎臓病

病名の通り、糖尿病に合併する慢性腎臓病です。進行性であり、とくに尿たんぱくが多いと腎機能低下の速度が速くなります。大本《おおもと》になっているのは糖尿病ですから、当然、腎臓の治療と並行して糖尿病の治療も必要となります。

・慢性糸球体腎炎

腎臓のろ過装置である「糸球体」に炎症が起こり、ろ過機能が低下する慢性腎臓病です。進行しやすく、尿たんぱくが1日に0・3g以上現われるのが特徴です。

・腎硬化症《じんこうかしょう》

名前からして「腎臓全体が硬くなってしまう病気」と思っている人が多いのですが、そうではありません。腎硬化症は、腎臓内の血管の動脈硬化や高血圧が原因でeGFRの低下が現われる病気です。

・多発性のう胞腎

腎臓に多数の粟粒《あわつぶ》状の空洞（のう胞）が発生する慢性腎臓病です。遺伝素因が強く、両親のどちらかにこの病気があると、子どもの半数に発症します。

・尿細管間質性腎炎

稀ですが進行が速く、適切な治療が行なわれないと透析に移行しやすい腎臓病。尿たんぱくは1日0・3g未満と少ないのにもかかわらず、血清クレアチニン値が上昇していくのが特徴です。この病気は大病院でも見逃されやすく、ステージ5に入ってから当院に駆けつけた人がかなりいます。一般に副腎皮質ステロイドが処方されますが、私は別の薬を処方し、透析に入らず元気に過ごすことができます。

では、これらの種類のうち、どれが「進行しないタイプ」で、どれが「進行するタイプ」なのか。私は次のように考えています。

ほとんど進行しないタイプ――いわゆる腎硬化症（尿たんぱく1日0・3g未満）

進行するタイプ――糖尿病性腎臓病、慢性糸球体腎炎、多発性のう胞炎、尿細管間質性腎炎

ただ、ここでちょっとした問題がひとつ。じつは、私が「進行しないタイプ」としている腎硬化症は、私から見れば定義が非常にあいまいなのです。

先にも述べたように、腎硬化症は数ある慢性腎臓病の中でももっとも患者数が多く、日本腎臓学会では、これを「高血圧のヒストリー（病歴）があるか、全身に動脈硬化

を思わせる所見がある慢性腎臓病」と定義しています。この定義には、「尿たんぱくのレベル」が入っていません。

言うなれば、かなりざっくりとした定義なのです。そして、このために、病名がはっきりしないものや判断しにくいものが軒並《のきな》み腎硬化症とされてしまっている傾向があるのです。なかには、「よくわからないから、とりあえず腎硬化症にしておこう」といった具合に判断されることも少なくありません。つまり、腎硬化症と診断された患者さんの中には、慢性糸球体腎炎などの「進行するタイプ」が交じっている可能性もかなり高いのです。

こうした背景があるせいでしょうか、「透析に移行しやすい慢性腎臓病のタイプ」を示した統計では、1位の糖尿病性腎臓病、2位の慢性糸球体腎炎に続き、腎硬化症が3位に入ってしまっています。

しかし、私は腎硬化症の定義をもっとはっきりさせれば、この順位は大きく変わるだろうと考えています。

先にも述べたように、私は過去5年間、「尿たんぱくが0・3g／dℓ／日未満」の慢性腎臓病の患者87名を対象に、長期観察研究を行なってきました。そのうちの9割以上の人に病状の進行が見られませんでした。私はこれらの進行しなかった患者さんはすべて腎硬化症だと考えています。

つまり私は、この「尿たんぱくが0・3g/dℓ/日未満」という項目を腎硬化症の定義に加えれば、「腎硬化症は放っていても進行しない」ということが鮮明に浮かび上がってくると考えているわけです。

おそらく、いまのところ、腎硬化症を尿たんぱく量で定義しようとしているのは私くらいのものでしょう。でも、尿たんぱく量のレベルを定義に加えて推移を見ていけば、「腎硬化症の常識」は大きく覆《くつがえ》るはず。しっかり再定義をして、他のタイプの腎臓病が混ざることがないようにして集計すれば、「腎硬化症の透析移行率」はぐっと少なくなるのではないでしょうか。

ともあれ、こういうややこしい事情があったため、私もこれまでは「腎硬化症＝進行しないタイプ」とは明言してこなかったのです。

ただ、長期観察研究の内容を見れば、結果は明白です。

慢性腎臓病１３３０万人のうち、８割の１０００万人は「尿たんぱくの少ない腎硬化症タイプ」だと考えられます。そして、このタイプは何もせずに放っていてもほとんどの人が進行しません。

一方、１３３０万人のうちの残り３３０万人は、糖尿病性腎臓病や慢性糸球体腎炎などの「進行するタイプ」です。これらのタイプは放っていたら進行してしまうので、腎機能を悪化させないよう、食事や生活に注意を払いつつ、しかるべき治療を行なっていく必要があります。

同じ慢性腎臓病とはいえ、「進行しないタイプ」と「進行するタイプ」では、対応の仕方が１８０度違ってきます。両者の大きな分かれ目は、尿たんぱくが１日０・３ｇより多いか少ないか。だから、わたしたちは尿たんぱくをチェックして、自分が「進行しないタイプ」なのか、「進行するタイプ」なのかをしっかり見きわめるようにしていくべきなのです。これからはそういう姿勢が「新しい常識」として重視されるようになっていくことでしょう。

新しい常識②

「慢性腎臓病の原因は不摂生《ふせっせい》」は間違い

世間では慢性腎臓病の原因が「不規則な生活」や「食事の不摂生《ふせっせい》」などにあると思っている人が多いようです。ある患者さんは、30代で慢性糸球体腎炎と診断されましたが、周りの人たちから「仕事が忙しくて暴飲暴食をしていたからではないか」「不《ふ》摂生《せっせい》な生活習慣を改めないといけない」などと言われたそうです。

しかし、これはまったくの筋違《すじちが》い。腎臓病の原因は、食事や生活の不摂生《ふせっせい》とはほとんど関係ありません。決して「いいかげんな食事や生活を続けてきたからなる」というものではないのです。

まあ、強いて言えば、糖尿病性腎臓病の人の中には、「若い頃から乱れた食事や生活をしてきたために2型糖尿病になってしまい、そのせいで腎臓病も患うようになってしまった」という人もいるかもしれません。ただ、そういうパターンの人は糖尿病性腎臓病の中のごく一部の人に限られます。おそらく、慢性腎臓病患者全体から見れば、「いいかげんな食事や不規則な生活をしてきたために腎臓病になった」などという人は、ほんの数パーセント程度にすぎないのではないでしょうか。

では、食事や生活の不摂生《ふせっせい》が原因でないのなら、いったい何が原因なのか。

残念ながら、慢性腎臓病が起こる原因はいまだに不明なのです。

いろいろな仮説があり、世界中の多くの研究者が追究しています。そのために膨大な研究費が使われています。しかし、慢性腎臓病は減るどころか、世界中どこの国でも増え続けています。

若くて健康なスポーツマンタイプの人でもなりますし、日々健康的な食事と生活を続けてきたような人でもなります。みんな健康診断などである日突然、尿たんぱくが出ているのを指摘され、その量が増えてｅＧＦＲが低下してくると慢性腎臓病と診断されるようになっていくわけです。

私も長年にわたって数えきれないほどの慢性腎臓病の患者さんとおつき合いしてきましたが、「なぜ、その方が病気になったのか」はまったく分かりません。原因が分からない以上、いまのところ「病気になったのは、たまたま運が悪かったから」とでも考えておくしかないのです。

ところが、先ほど例を挙げたように、世間では「慢性腎臓病は不摂生《ふせっせい》が原因」といった根も葉もないデタラメが〝常識〟であるかのように流布《るふ》してしまっている傾向があります。こういう〝間違った常識〟は往々にして偏見につながりやすいもの。もしかしたら、慢性腎臓病の人に対して、〝不摂生《ふせっせい》が原因なんだから、病気になったのは自業自得《じごうじとく》のようなものだ〟といった目を向けてくる人も出てくるかもしれません。

慢性腎臓病のみなさんは、たとえそういう目で見られても、気に病む必要はまったくありません。こういう〝いわれのない偏見〟に負けないためにも、「新しい常識」をしっかり身につけて強く生きていくようにしましょう。

新しい常識③

「たんぱく質制限」をがんばりすぎると、逆にリスクが高まる

慢性腎臓病の「たんぱく質制限」についても、ちゃんと「新しい常識」を身につけておく必要があります。

まず言っておくと、「進行しないタイプ」の人は、たんぱく質制限をする必要はありません。肉でも魚でも卵でも、普通に食べて問題なし。普通に食べていても腎機能が悪化することはありません。

一方、「進行するタイプ」の人は、ある程度たんぱく質制限をする必要があります。どれくらいの摂取量が適当なのかは世界の医療機関でも意見が分かれているのですが、私は、「進行するタイプ」の人に対しては、1日のたんぱく質摂取を「標準体重kg当たり0・8g未満」に制限することを勧めています。

もっともこれは、「少なければ少ないほどいい」というわけではありません。むしろ、あまりにたんぱく質制限をがんばりすぎると、逆にリスクを高めてしまうこともあるので注意してください。

「たんぱく質制限のやりすぎで高まるリスク」とはいったい何なのか。

それは体の筋肉量が落ちてしまうリスクです。

人体のほとんどがたんぱく質からできていることからも分かるように、たんぱく質は人間にとって欠かせない栄養素。この重要な栄養素が不足すると、人の体は筋肉内のたんぱく質を分解して不足分を補おうとするしくみになっています。つまり、あまりにたんぱく質制限をがんばりすぎて体内のたんぱく質が欠乏すると、このしくみが働いてどんどん筋肉がやせ細ってしまうようになるのです。

とりわけリスクが高いのは70代以上の高齢の方々。高齢になると、食欲がなくなり、体を動かさなくなるため、筋肉量がじわじわと減ってきます。そういうところへ行きすぎたたんぱく質制限をすると、筋肉量をガクンと減らしてしまうことにつながりかねないわけです。

なかには、歩行が困難になるくらいに筋肉を落としてしまう人もめずらしくありません。このように日常生活に困るほどの筋肉減少は「サルコペニア」と呼ばれていて、何も手を打たないまま進行させてしまうと「寝たきり」につながっていってしまうことになるのです。

このように、**過剰なたんぱく質制限は、とくに高齢者では寝たきりのリスクを増大させることにつながりかねない**わけです。

日本人の国民性は「まじめに一生懸命がんばる」です。何事においてもそうだと思いますが、「これをやるといい」と勧められると、がんばりにがんばって、ついやりすぎてしまう人が少なくありません。食事制限に関しても、やりすぎてしまう人が多いのです。

私のクリニックにいらっしゃる患者さんにも、たまに体重kg当たりのたんぱく質摂取量を0・5gとか0・4gまでがんばっている人がいます。そういう患者さんに話を聞くと、もともとかかっていた医療機関の栄養士さんに、たんぱく質制限をがんばるように言われ続けてきた人が少なからずいらっしゃいます。それで、〝これをまじめにやれば透析を免《まぬか》れることができるんだ〟と思い込んで、たんぱく質制限に力を注いでしまうのです。

しかし、**体重kg当たりのたんぱく質摂取量0・5gや0・4gというのは、いつサルコペニアに陥っても不思議ではない数字です。**他の医療機関の場合、栄養士さんが「サルコペニアに陥るリスク」を患者さんに説明していないケースが多く、「患者さんがたんぱく質制限をやりすぎていること」に気づいていないケースがほとんど（蓄尿をして調べたほうがいいと栄養士が思っても、蓄尿の指示ができるのは医師ですから、つい行なわないで済ませてしまうことが多いのです）。こうした状況がどうも患者さんをたんぱく質制限に駆り立てて、やりすぎの暴走を招いているようなのです。

こういった暴走を防ぎ、サルコペニアを防いでいくために、私のクリニックでは患者さんに24時間蓄尿を必ずしてもらいます。24時間蓄尿のデータを見れば、患者さんがどのようなたんぱく質制限をしているかがよく把握でき、「たんぱく質制限をやりすぎていないかどうか」もひと目で知ることができるのです。

とにかく、「進行するタイプ」の人はたんぱく質制限をするのが不可欠だとはいえ、「がんばればがんばるほどいい」というわけではないのです。進行タイプの方々の1日のたんぱく質摂取量の目標は、標準体重当たり0・8g未満であり、落とすのは、せいぜい0・6gまでが限度。それ以上、度を越えてがんばってしまうと、思わぬ落とし穴が待ち構えているということをしっかり心に刻んでおくようにしてください。

新しい常識④

「腎臓のため、漬物や味噌汁はいっさいとらない」はやめたほうがいい

次は「塩分制限」についてです。

慢性腎臓病の患者さんに対し、私のクリニックでは、1日の塩分摂取は「7g未満」にすることを推奨しています。

「塩分7g未満」は腎臓病の進行を抑えるというエビデンスがあるので、「進行するタイプ」の人はこのレベルの制限がぜひ必要です。ただし、これに関しては「進行するタイプ」の方だけではなく、「進行しないタイプ」の方にもなるべく守るようにとアドバイスしています。

なぜ、「進行しないタイプ」も塩分制限をしたほうがいいのか。その理由は、日本人はもともと塩分の摂りすぎの原因で、野放図《のほうず》に摂りすぎの状態を続けていると腎臓病以外の病気のリスクを高めることも想定されるからです。

塩分摂取が多すぎると、「脳卒中になりやすい」「血圧が下がりにくい」「胃がんになりやすい」など、少なくとも3つのリスクがあります。それに、「進行しないタイプの慢性腎臓病」の方々も、これ以上進行しないというだけであって、「健常な人よりも腎臓のろ過機能が落ちている」のは事実で腎機能が正常な人より脳卒中や心筋梗塞にかかりやすいのです。

もっとも、「進行しないタイプ」の方に関しては、必要な食事の注意はほとんど「塩分制限だけ」のようなもの。この点だけ気をつけていれば、あとは好きなものを食べて、普通の人と変わらない食生活を送っていけるのです。

では、1日7g未満にするために、どのような工夫をして塩分を控えていけばいいのでしょうか。

まず、みなさんに心得ておいてほしいのは、**「○○は塩分が多いから、絶対に摂らない」と決めつけない**ことです。

慢性腎臓病の患者さんには「味噌汁は塩分が多いから絶対に飲まない」「漬物《つけもの》は塩分が多いから絶対に食べない」といったように、特定のメニューを食卓から排除してしまう人が少なくありません。

しかし、こういう姿勢はやめたほうがいいと思います。

なぜなら、人が健康を維持していくには、味噌や漬物も必要なものだから。とりわけ、この両者は「発酵食品」であり、発酵食品がわたしたちに多くの健康効果をもたらすことは多くの研究で証明されてきています。そんな有用な食品を「塩分が高いから」といって、「あれもダメ」「これもダメ」と排除する必要はまったくないのです。

それに、「おいしいものを食べたい」という気持ちは年をとるにつれて強くなります。「食べたいもの」「おいしいもの」を〝腎臓病だから〟という理由で遠ざけてほしくはありませんし、「おいしくないけれど腎臓病のためにガマン」という態度もとってほしくありません。「腎臓病にかかってからはひどい食生活だったな」などと死の間際になってから思うのはやめてください。


じゃあ、塩分の多い食品を遠ざけずに、いったいどうやって「1日7g未満」の塩分制限を実践しろというのか。

私は、味噌汁や漬物をやめるよりも、「おいしく減塩するための工夫をする」ことをおすすめしています。

たとえば、**汁ものはだしを濃くとると、塩分の使用量を少なくできます。**だしは昆布、花カツオなどでとります。昆布だけちょっと良いものを選んでください。

また、私は慢性腎臓病の患者さんには「塩分濃度計」を購入して、日々つくる料理の塩分濃度をチェックしながら薄味に慣れていく方法をすすめています（塩分濃度計は２３００円程度の手頃な価格で購入できます）。これを使って味噌汁をつくるとしましょう。まず、濃いだし汁をつくり、そこに少しずつ味噌を加えていくと、０．７％の薄い塩分濃度でもたいへんおいしく飲むことができるのです。

漬物の場合、塩の代わりに酢やレモン、香辛料などを用いて塩分量を減らしていくのもおすすめ。塩分の高い漬物も、酢漬けにしたりピクルス風にしたりして工夫すれば、（同じ発酵食品でありながら）塩分をかなり減らすことができます。

とにかく、「だしをしっかりとること」を徹底すれば、「１日７ｇ未満」をクリアするのはそう難しくはありません。みなさんも実際にやってみれば、工夫次第でおいしい食事、しかも、かなりバラエティー豊かな食事をつくれることに気づくはずです。塩分の高いイメージのある味噌汁、煮物、炒め物なども、工夫を凝らして薄味にしていけば毎日摂ってもかまいません。

おいしい減塩（1日7g未満）のコツ

4つのもの―汁もの、煮もの、つけもの、外もの(外食)に注意！

①汁もの…みそ汁、スープ(すまし汁)
こぶ(利尻昆布、羅臼昆布はがき半分大)、花かつお10gでだしをとると、みそ・しょうゆ味で塩分0.7～0.8%でおいしく飲める。

②煮もの
①の濃いだしを使うと、しょうゆなどの使用量を減らせる。

③つけもの
酢漬け、ヨーグルト漬け、酒かす漬けなど自家製で！

④外もの(外食)
なるべく回数を減らし、一品ずつ塩分量をチェックしながら食べる。

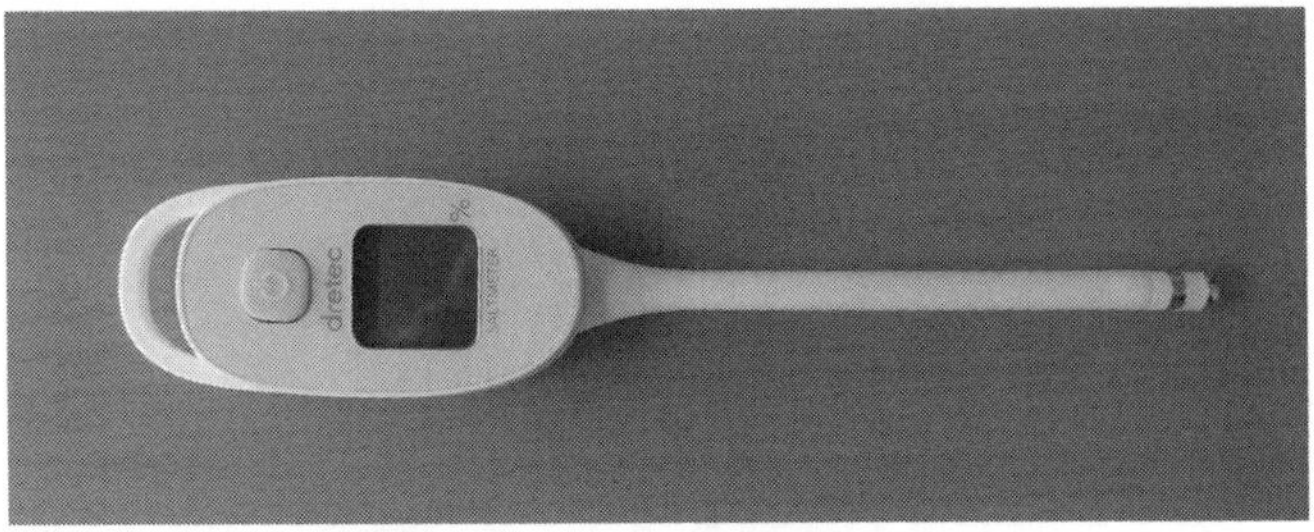

便利なツール：塩分濃度計(ドリテック「防水塩分計」)

要するに、塩分制限に関しては、「あれもダメ」「これもダメ」という後ろ向きの考え方でやるのではなく、このようにさまざまな減塩の工夫を凝らしながら、「あれも食べられる」「これも食べられる」という前向きの考え方で実践するように方向転換していくといいのです。

ぜひ、みなさんもあまり肩ひじ張らず、楽しみながら実践するようにしてみてください。

新しい常識⑤

カリウム制限は、一部の人だけに必要なもの

「慢性腎臓病の人はカリウムの摂取も控えたほうがいい」――。これもよく耳にする話です。

実際、カリウムの多い果物などをあまり摂らないように気をつけている方もいらっしゃることでしょう。

しかし、慢性腎臓病の人のすべてにカリウム制限が必要なわけではありません。血清カリウムがいつも4・5mEq《メック》/ℓ以下の人は、果物の摂取に注意したり、野菜をゆでこぼして摂ったりする必要はないのです。

もっとも、過剰な摂取には十分に注意しなくてはなりません。慢性腎臓病になると、カリウムの排泄が十分にできなくなります。**普段は血清カリウムの値が正常であっても、カリウムを多く含む食品をいっときに多く摂ると、カリウムを十分に排泄できなくなってしまうのです。**

血清カリウム濃度が7mEq《メック》/ℓ以上に一気に上がり、時として心臓が止まってしまうこともあります。したがって、心臓のトラブルを防ぐためにも「カリウムの多い食品」の摂りすぎには気をつけてください。

果物などは、デザートに少量を食べるくらいならまったく問題ありません。ただ、「スイカを半分食べちゃった」とか「サクランボを1箱食べちゃった」とか「バナナを食事代わりに5本も食べちゃった」などといった極端な摂取をしていると、心臓の鼓動が遅くなり、時として命に関わることもあるのです。また、果物だけでなく、アボカド、ジャガイモ、サトイモ、サツマイモなどにもカリウムが多く、調理してもカリウム含量は減らないので、食べすぎは控えるようにしましょう。

さらに、気をつけたいのは、「イチゴ狩り」「ナシ狩り」「ブドウ狩り」「サクランボ狩り」「芋煮《いもに》会」などのイベントやレジャーです。最近は、こうした催しがバスツアーなどに組み込まれていて、中高年世代を中心に人気のようです。

こういう催しに参加すると、ついつい調子に乗ってたくさん食べてしまう人が少なくありません。当然、普段の何倍ものカリウムがどっと入ってくることになるので、心臓へのリスクも大幅にアップしてしまいます。

ですから、慢性腎臓病の診断を受けている人は、「自分は他の人よりもカリウム排泄力が低いんだ」ということを自覚して、くれぐれも食べすぎには用心すべき。意志が弱く、周りのペースに釣られて食べてしまいがちな人は、「イチゴ狩り」や「ナシ狩り」には参加しないほうが無難でしょう。

新しい常識⑥

「腎臓が悪い人は水をたくさん飲め」の落とし穴

みなさんも、「腎臓が悪いなら、水を多めに飲まなきゃ」と主治医に言われたことがあるのではないでしょうか。

しかし、「腎臓病なら水を飲め」という対策には、医学的根拠はまったく存在していません。

それに、水を飲んで腎機能がよくなることもありません。どうも、「水をたくさん飲むと血液が薄まる→血液サラサラになって腎臓の負担が軽くなる」といったイメージで信じ込んでしまう人が多いようなのですが、水を飲むことで腎臓の負担が軽くなることはありません。

そもそも、腎臓が1日に排泄するクレアチニンなどの老廃物の量は、たんぱく質などを食べた量で決まります。水を多く摂れば多少尿量が増えはしますが、それは入った分の水を排泄するためであり、基本的に腎臓が排泄する老廃物の量は変わりません。そのため、普段からたくさん水を摂りすぎていると、逆に、行き場を失ってあふれた水分が体内に滞ってしまうようになります。

　そして、これによって発生するのが「水貯留」、すなわち、むくみです。

慢性腎臓病の人には水貯留を起こしてしまう人がたいへん多いのですが、これは水分の排泄能力が落ちているのに加え、「腎臓病なら水を飲め」という〝間違った常識〟を鵜呑《うの》みにしてしまったことがかなり影響しているようです。おそらく、みなさんの中にもむくみを気にしている方が少なくないと思いますが、そういう方は日々の水分摂取量を一度見直してみることをおすすめします。

　また、高齢になると、心臓の弁が動脈硬化を起こし、ポンプ作用がうまく働かず、うっ血性心不全になりやすくなっている人が多く、このような人の水負荷はとても危険です。

　1日の水分摂取量の目安は、およそ700〜1200㎖。これは成人なら誰しもだいたいこれくらいは摂っているごく一般的な量です。

ちなみに、他の医療機関から私のクリニックに来たばかりの人に聞くと、なんと１日に４０００㎖も飲んでいるような人がいらっしゃいます。これは「水中毒《みずちゅうどく》」になりかねない量なので、心当たりのある方は、早急に「水分の摂りすぎ」を改めるようにすべきです。

飲んでいる水の量が適当かどうかは、24時間蓄尿を実行すると、ひと目で分かります。たとえば24時間蓄尿で１日３０００㎖以上の尿量が分かったとしましょう。慢性腎臓病では水の排泄能力も落ちているので、水貯留や体重増加が心配です。そういう場合は、ゆっくりと水を飲む量を減らし、尿量をせいぜい２０００㎖前後にしていきます（ただし、夏場に飲水量を減らすのは難しいので、秋や冬の季節を中心にゆっくり飲む量を減らしていくようにします）。

それと、ひと言ご注意しておきます。

たしかに慢性腎臓病の人にとって「水の飲みすぎはＮＧ」なのですが、これは「水を飲まなくてもいい」ということではありません。わたしたちの健康維持のため、適量の水分摂取はとても重要なこと。とくに、夏場の暑い季節は小まめな水分摂取を心がけることが血中尿素の上昇を防ぐためにも熱中症を防ぐためにも大切です。「飲まなくても平気」と水分摂取を怠って、「脱水による腎機能低下」や「熱中症」を引き起こしてしまったらたいへんです。

つまり、「飲まなくてもいい」ではなく、あくまで、「飲みすぎ」をやめて「ちゃんと適量を飲むようにしなさい」ということ。その点をくれぐれもはき違えないようにしてください。

新しい常識⑦

アルコールも「控えめに飲む」のなら問題なし!

他の医療機関では、慢性腎臓病の患者さんに対して禁酒を指導する医師が少なくありません。患者さん自身が「お酒は飲まないほうがいい」と思い込んでいることもあります。

しかし、私の考えは違います。

少しぐらいアルコールを飲んだからといって慢性腎臓病が悪化するようなことはありません。私は、お酒を飲める患者さんに対しては、夕食時などに適量を飲んでもかまわないと指導しています。飲める人にとって夕食どきのアルコールは楽しみです。

ただし、控えめに飲むのが基本です。

一般の人の場合、お酒の適量は純アルコールに換算して「1日20g未満」とされています。これはがんの発症を防ぐための量です。慢性腎臓病の人は、この一般の人向けの適量基準よりももうちょっと控えるくらい（1日10～15g程度のアルコール）がちょうどいいと思います。

たとえば、一般の人の適量・純アルコール20g未満は、ビールであれば540㎖で、ロング缶1本くらいです。だから、慢性腎臓病の人はもう少し控えて350㎖の缶ビール1本くらいにしておくといいと思います。また、日本酒の場合は一般の人の適量20gが1合くらいなので、慢性腎臓病の人は日本酒はだいたいおちょこ2～3杯くらいに控えておくといいでしょう。

左党の方の中には〝これじゃ物足りない〟と思う方もいらっしゃるかもしれませんが、禁酒を言い渡されるよりはマシだと思ってください。ものは考えようであって、「これしか飲めない」と思うと寂しくなりますが、「これだけは飲める」と思うと、だんだんその量のアルコールをいつくしむように大切に飲もうと思うようになるものです。夕食だって350㎖の缶ビール1本飲めるのと飲めないのとではだいぶ高揚感が違うでしょうし、新年会、送別会などの席でも「これだけは飲める」と思っていれば、乾杯を交わして仲間と宴《うたげ》を楽しむことができるのではないでしょうか。

他の医療機関にかかっている慢性腎臓病の患者さんの中には〝もう飲まないほうがいいんだろうな〟〝やっぱりアルコールはよくないんだろうな〟〝こんなこと、主治医に訊いたら怒られそうだ〟と自分で勝手に判断してお酒を遠ざけてしまっている人が少なくありません。

しかし、そんな必要はまったくないのです。

少量を控えめに飲む分にはまったく問題ないので、ぜひ〝味わいを楽しむ〟つもりでアルコールとつき合っていってください。そして、アルコールによって少しでも食事の時間を楽しくし、日々の人生を少しでも豊かに彩《いろど》っていくようにしましょう。

新しい常識⑧

慢性腎臓病の人も運動をしたほうがいい

世間には「慢性腎臓病の人は疲れやすい」「慢性腎臓病の人は、ちょっと動いただけで息が上がる」「慢性腎臓病の人は運動やスポーツには向かない」といった虚弱なイメージが染みついているようです。おそらくこれは、昔、慢性腎臓病を悪化させないようにひたすら安静を勧めていたせいでしょう。しかし、安静にしていても、結局何の効果もなかったのです。

たしかに、慢性腎臓病が末期段階にまで進行してしまうと、腎性貧血がひどくなり、疲れやすいとか、すぐに息が上がるといった症状が目立ってきます。しかし、それはあくまで「末期段階まで進行してしまった場合」の話です。そこまで進行していない場合、ほとんどの人は慢性腎臓病であっても「普通の人と大きく変わらない体力や運動機能」を保っていると言っていいのです。

だから、「運動は避けたほうがいい」とか、「あまり体を動かさないほうがいい」とかと遠慮をすることはありません。私はむしろ、「積極的に体を動かして運動したほうがいい」とアドバイスしています。

では、どんな運動がおすすめなのか。

腎機能が下がっていると、貧血、高血圧など、多少気をつけなければならない部分も出てくるので、さすがにサッカーやラグビーといったあまりに激しい運動は控えてください。あまりハードではなく、マイペースでできる運動やスポーツを行なうようにするといいでしょう。

たとえば、ジョギング、水泳、アクアビクス、サイクリング、それにゴルフやハイキングをするのもＯＫです。ただ、夏場は小まめに水分補給をし、脱水に気をつけてください。

それと、マイペースで手軽にできる運動といえば、やはりウォーキングです。

ウォーキングには腎臓の機能を保つ効果があることも報告されています。

東北大学の上月《こうづき》正博《まさひろ》教授は長年運動（主に歩行）のさまざまな病気への効果を調べていて、その中で定期的なウォーキングが慢性腎臓病の腎機能低下を防ぐことがレポートされているのです。調査対象となったのは（末期段階ではなく）比較的軽症の患者さんが中心だったようですが、これは慢性腎臓病への運動の有効性を示す研究のひとつだと言っていいでしょう。

私も、末期段階まで進行していない慢性腎臓病の患者さんには、よく歩くことをおすすめしています。

私がすすめているのは、1日最低30分、「歩くために歩く」というスタイル。すなわち、犬の散歩のついでに歩いたり、買い物ついでに歩いたりするのではなく、30分〜60分、ウォーキング目的で歩くのです。

歩くスピードは、自分に合ったペースでかまいません。速く歩けるなら大股で速歩きをしてもかまいませんし、高齢であまり速く歩けない人はゆっくり歩いても結構です。

体調が悪い日やお天気の悪い日、暑さや寒さが厳しい日は休んでもOK。ぜひ、あまり無理をせずに、マイペースで〝細く長く〟続けていくようにしてください。

第3章

腎機能を自分で守る「保存療法」の秘密

「6つの進行因子」をチェック！

「いますぐ透析」と言われていた人が5年も10年も自前の腎臓で生活できるようになる

この章では、慢性腎臓病の「保存療法」とはどういうものかについて解説します。

先にも少し述べましたが、私はもう50年以上前から「患者さんができるだけ透析にならずに済む方法」を模索し続けてきました。長年模索し続け、いろいろな試行錯誤を重ねて、いまの保存療法にたどり着いたのです。

保存療法を一応確立したのは、ちょうど２０００年です。

それからさらに20年、数えきれないほどの患者さんと〝二人三脚〟で保存療法を推し進めてきました。

私のクリニックに保存療法を受けに来る患者さんの大半は、他の医療機関で「もう透析に移行したほうがいいですよ」と勧告を受けてきた方です。あるいは、腎機能はまだかなり残っていても年々進行していて、主治医に進行を止める方法を訊いてもあいまいな返事ばかりで焦りを感じて来る方です。どの患者さんも〝透析にはなりたくない〟という一心で、ワラにもすがるような気持ちで当院に「避難」してくるのです。そして、私はスタッフと共にそうした患者さん方の気持ちに応えようと、病気の進行をできるかぎり抑え、患者さんの腎機能をできるかぎり持たせようとがんばってきました。

実際、多くの患者さんでかなりの長期間にわたって病気の進行を抑え、自身の腎機能を長持ちさせることに成功してきました。そのなかには、他の医療機関で「いますぐ透析」のように言われていた人が、当院に来て以降、10年以上にわたって自前の腎臓で生活できている例もあります。

これも先に触れましたが、通常、他の医療機関ではｅＧＦＲが15を切ると「透析の準備」をスタートします。しかし、当院では、ｅＧＦＲが６台の状態が２か月間続いたときに、透析移行の検討に入ります。

おそらく、ｅＧＦＲについて多少ご存じの方は、この「６」という値にびっくりされるのではないでしょうか。たぶん、そこまで引き延ばしている医療施設は他にはないでしょう。

でも、当院においては、そこまでがんばるのが常識。とにかく、患者さんと医療者がタッグを組んでできるかぎり保存療法をがんばる。そして、〝いよいよもうダメだ〟という限界ぎりぎりまの時点まで、患者さんに自前の腎臓で生活していただくというのが私たちの考え方なのです。

もちろん、患者さんの中には、保存療法をがんばっても進行を止められず、命を維持するために致し方なく透析療法へと移行していく方もいらっしゃいます。糖尿病性腎臓病や慢性糸球体腎炎などの一部は尿たんぱく排泄量が多く、このため手を尽くしてもどうしても止められないケースが出てきてしまいます。

ただ、当院の患者さんの「透析移行率」は年々下がっていく傾向にあります（15ページのグラフ参照）。

とりわけ、2013年に「腎臓マインドフルネス（瞑想）」を導入してからは、進行が抑えられ、病状が安定する患者さんが増えてくるようになりました。この「腎臓マインドフルネス」に関しては、後ほどまた改めて紹介することにします。

ちなみに、透析移行率とは当クリニック独自の考え方で、ｅＧＦＲ15未満（ステージ5）の通院患者さんの数で、年ごとの透析に入る患者さんの数を割ったものです。つまり、重い腎臓病の患者さんで補正した見方です。

ともあれ、私は、この保存療法は慢性腎臓病の患者さんに希望と安心をもたらす「画期的な治療法」だと自負しています。国内のみならず、世界中を見渡しても、腎機能維持のためこれだけ綿密に考案され、工夫されたシステムはないはずです。

では、この画期的療法がどのようなシステムで行なわれているのか、順を追って見ていくことにしましょう。

まずは慢性腎臓病の「6つの進行因子」をチェックしておこう

保存療法は患者さんと医療者が情報データを共有しながら、お互いに病気の進行具合を理解しつつ進めるシステムをとっています。

そのためには、どんな要因が慢性腎臓病を進ませるのかの最低限の知識を押さえておいていただく必要があります。病気を防ぐにはどんなことに気をつけていくべきなのか。まずはそれを知ることが肝要なのです。

ですから、まずここで慢性腎臓病の進行因子について整理しておきましょう。エビデンスレベルの高いレポートを総合すると、慢性腎臓病（進行するタイプ）を進行させる因子は次の6つに集約されます。

①高血圧（目標値：家庭血圧125／75㎜Hg未満）

②たんぱく尿（目標値：1g／日未満）
③貧血（目標値：血液へモグロビン濃度11g／dℓ以上）
④血液の酸性化（目標値：血清重炭酸《けっせいじゅうたんさん》22mEq／ℓ以上）
⑤食塩摂取量（目標値：7g／日未満）
⑥たんぱく質摂取量（目標値：0・8g／標準体重kg）

これら6つの進行因子には、それぞれ保存療法を実践していくうえでの目標値も明記してあります。

要するに、これらの目標値は、「この値を維持していれば、慢性腎臓病をあまり進ませなくて済みますよ」というものです。

これらをどうやってチェックしているのかというと、保存療法では、患者さんに24時間蓄尿をしてもらい、それを来院していただいた際に即時に分析して②⑤⑥の値をあとで述べる「腎臓病ノート」に記入します。①の血圧は家庭血圧を測ってきたデータをお持ちいただきます。また、③④に関しては、来院いただいた際に血液検査を行ない、これも即時に腎臓病ノートに記入します。

そして、これらのデータから進行具合をチェックし、どんな薬がどれくらい必要かを決め、患者さんとともに腎臓病ノートを見ながら、食事や生活の状況をアドバイスしていくのです。

すなわち、①〜⑥の進行因子の目標値が、患者さんと医療者とで、一緒に病気の進行状況や推移を見守っていくための指標のベースとなるのです。言わば、腎臓をできるかぎり長持ちさせていくための「定点観測ポイント」であり、これらのデータがないと話にならないというくらい重要なものなんですね。

では、保存療法を行なっていくうえでの基本となる①〜⑥の進行因子について、それぞれもう少し詳しく見ていくことにしましょう。

慢性腎臓病の進行因子①　高血圧

血圧は「家庭で測定する値」のほうが正しい

血圧が高いと、なぜ腎臓によくないのか。これには諸説あるのですが、もっとも確かなエビデンスとして、慢性腎臓病の患者さんを血圧が高いグループとそうでないグループとに分けて調べたところ、血圧の高いグループのほうが進行速度が速くなったという研究があります。このような研究はいくつもあり、高血圧だと慢性腎臓病が進みやすくなるのは疑いのないところでしょう。

もっとも、血圧の値はちょっとしたことで変動します。他の医療機関ではたいていどこも外来で血圧を測り、それを患者さんのその日の血圧とします。しかしこの**外来血圧は、時間帯、気温、精神的緊張、運動量、ストレスなどに影響されてしまうことが多い**のです。たとえば、暑いさなかに急いで病院に駆けつけて、汗をかいて息が上がった状態で血圧を測ったとしたら、いつもよりも高い値が出るのは目に見えていますよね。

このため、保存療法では「家庭血圧測定」を中心に血圧値を判断するシステムとしています。つまり、変動要因の影響の少ない家庭の環境で測り、より本来の状態に近い「正しい血圧値」を求めようというわけです。

「血圧ならいつも測っている」と言う人がいますが。当クリニックでは、はじめに日本高血圧学会が定めた正しい方法をお教えします。

家庭血圧は1日2回、「朝起きてから1時間以内」と「夕食を摂ってから寝るまでの間」に測るのが基本です。その値は、あらかじめ患者さんにお渡ししてある血圧記入用紙に記録してもらいます。このように日々記録し続けていくと、だんだん「自分の血圧はいつもだいたいこれくらい」という値が見えてくるようになるのです。

日本は家庭の血圧計の普及率がおそらく世界一です。それにもかかわらず、血圧を診る医師はほとんどが変動幅の大きい「外来血圧」によって診療を行なっています。家庭で正しい数値を測れる環境があるというのに、どうしてわざわざ不安定な外来血圧に頼るのか。私にはその理由が分かりません。

ちなみに、保存療法では家庭血圧の目標値を「上125㎜Hg、下75㎜Hg」に設定しています。これは一般的な基準よりも少し厳しめですが、機能が低下した腎臓を維持していかなくてはならないわけですから、〝少々厳しめのライン〟を目標にしておくくらいがちょうどいいのです。

そして、患者さんが受診された際、目標値をオーバーしている場合は、降圧薬を処方して血圧を下げていきます。降圧薬には多くの種類がありますが、そのうちの数種の降圧薬を血圧値や状態によって使い分けていきます。そのようにして、日々安定した血圧を保てるようにコントロールしていくのです。

なお、高血圧治療で怖いのは、血圧が適正でなく、逆に下がり過ぎてしまうことにもあります。降圧薬で血圧が下がりすぎて、道ばたや駅のホームで倒れてしまうといった事故もかなり起きています。

降圧薬は一年中同じものを飲むのではなく、血圧の状態によって変えていくべきです。降圧薬の量は、暑いときは減らしたり、寒いときは増やしたり、時には無しにしたりして、血圧の状態によって薬の飲み方を変えていくべきなのです。

このように、血圧の状態を見きわめて細かいコントロールをしていかなくてはならないため、家庭血圧でより正しい数値を求めていく姿勢が必要なのです。

慢性腎臓病の進行因子②　たんぱく尿

24時間蓄尿によって正しい排泄量を知る

たんぱく尿は、高血圧とともにたいへん強い進行因子です。たんぱく尿が多いと腎機能のダメージが進みやすくなることは、高いレベルのエビデンスを持つ報告が多数あります。

尿からどれくらいのたんぱくが出ているかについては、精度が高く、質のいいデータが必要となります。

病院でよく行なわれている尿検査は「スポット尿」法と呼ばれているのですが、これだと受診時の体の状況が影響してしまいます。

たとえば、午前中に採《と》ったか、午後に採ったかでも微妙に変わってきます。スポット尿からは精度や質が高いデータが得られるとは言えません。しかもスポット尿からは、推定尿たんぱく排泄量しか得られないのです。

その点、私のクリニックでは、患者さんに24時間蓄尿をしてもらい、受診時にその尿を即座に分析してたんぱく尿のデータを割り出しています。蓄尿で得られるデータはスポット尿からのデータよりはるかに精度が高いのです。

24時間蓄尿の進め方については後ほど説明しますが、この方法をとると、たんぱく尿だけでなく、クレアチニンクリアランス、食塩摂取量、たんぱく質摂取量、カリウム排泄量、リン排泄量といった重要検査事項を非常に正確に割り出すことができます。治療が難しい腎臓病に尿から得られるデータをできる限り集め、将来の治療法開発に役立たせようと考えているのです。

尿には体からの貴重な情報が詰まっています。24時間蓄尿で尿を採取すれば、腎臓の状況をひと目で判断できるような「精度が高く、質の高いデータ」を一挙に手に入れることができます。いまはほとんどの専門医が、尿からの情報はスポット尿によるたんぱく尿排泄量だけしか取っていませんが、これは私から見れば、非常にもったいないことです。

ちなみに、保存療法では、たんぱく尿が1日に1g以上になった場合、薬物治療を行ないます。状態に応じてさまざまな種類の薬を用いますが、その中には血圧や塩分のコントロールが「効く条件」となっているものもあり、他の進行因子も抑えながらトータルで治療を進めていきます（最近、先に述べた「1日0・3g未満は腎機能安定」を1日1～2gの患者さんにも適用したらどうかという、尿たんぱくバスター（退治）の試みも始めています）。

慢性腎臓病の進行因子③　貧血

腎機能低下で「赤血球増産指令」をうまく出せなくなる

貧血は、血液中の赤血球が少なくなって酸素運搬量が減ることで、息切れ、動悸《どうき》、めまい、だるさ、吐き気などの症状が現われる病気です。

じつは、慢性腎臓病は貧血と非常に深いつながりがあります。

第1章でも紹介したように、腎臓は体内を巡る酸素量が減ると、骨髄に対して「赤血球をたくさんつくって酸素を増やせ」という指令を出します。エリスロポエチンというメッセージ物質を出して、赤血球や体内の酸素量が不足しないようにコントロールしているわけですね。

ところが、慢性腎臓病になって腎機能が落ちると、このエリスロポエチンを分泌する細胞が減ってきてしまうのです。その結果、骨髄に対する「赤血球増産指令」をうまく出せなくなり、血中の赤血球量が減少。体内の酸素運搬量が少なくなって、腎性貧血に陥ってしまうようになるのです。

さらに、腎性貧血になると腎臓内の酸素供給量も減ってしまうことになります。腎臓は体の中でも血液が集中していて酸素使用量が多いところ。このため、酸素供給が減って酸欠状態に陥ると、ろ過機能をはじめさまざまな仕事の効率がてきめんに落ちてしまうようになります。すると、よりいっそう腎機能が低下……。腎機能低下から貧血になると、こういう悪循環が繰り返されてしまうわけです。

血液ヘモグロビン濃度を11g／dℓ以上にした場合と11g／dℓ未満にした場合、11g／dℓ未満のほうが腎臓病の進行速度が速いという、レベルの高い内容の報告がわが国から相次いでなされています。

では、どうすればいいのか。

保存療法では、来院時に血液検査を行なって、血液ヘモグロビン濃度が11g／dℓ未満になると、薬物による貧血治療を行ないます。腎性貧血の場合は、人工的につくられた造血ホルモン製剤を注射で投与します。最近は貧血を起こしやすくする原因をとり除く飲み薬も出ています。

また、慢性腎臓病の貧血にはよくある「鉄欠乏性貧血」が合併しているケースも多く、その場合は併せて鉄剤を処方して、貯蔵鉄量を表す血清フェリチンを正常値まで上昇させます。

慢性腎臓病の進行因子④　血液の酸性化

腎機能が落ちると「アシドーシス（酸性血症）」になりやすい

わたしたちの血液は、常にペーハー（pH）が一定範囲に保たれています。通常、健康な人はだいたいpH7・4くらい。これは、わずかにアルカリ性に傾いている値です。

ところが、慢性腎臓病になって、ろ過機能が低下してくると、酸をうまく腎臓から排泄することができなくなって、酸が体内にたまりがちになってきます。そして、これによって血液が酸性化してくるようになるのです。

この状態は「アシドーシス（酸性血症）」と呼ばれています。正常な人と比べると、血液のペーハーが７・１や７・０になっていて、かなり酸性に傾いてしまっていることが分かります。

アシドーシスの状態が続くと、血中に酸がたまり、酸の排泄機能が落ちた腎臓にますます負担がかかるようになっていきます。**アシドーシスをそのままにしておくと、腎臓病の進行が早くなります。**これは多くの臨床論文で証明されています。

では、こうした血液の酸性化を食い止めるにはどうすればいいのでしょう。

この解決法は「重曹（重炭酸ナトリウム）」を飲むしかありません。すなわち、ふつうは重曹錠を飲んで、酸性に傾いた血液を中和します。

重曹を飲むと血液がアルカリ性に傾いて「血清重炭酸濃度」が上がるのですが、保存療法では、この血清重炭酸22ｍＥｑ／ℓ以上を目標値としています。重曹錠は健康保険で１日に10錠（重曹５ｇ）まで服用することが可能です。

血液を酸性にしたままにしておくと、酸性化を治療した場合に比べ、腎臓病の進行が速いという報告が、少なくとも4報なされています。

先にも述べたように、腎臓は「血液の管理人」であり、血液のペーハーを管理調節するのも腎臓の重要な仕事のひとつ。つまり、腎機能が弱ってペーハー管理能力が落ちてきたら、わたしたちはそれを補っていかなくてはなりません。

すなわち、保存療法でチェックをし、重曹を飲んで、自分たちでしっかり血液のペーハーを管理調節して進行しないようにしていかなくてはならないのです。

慢性腎臓病の進行因子⑤

食塩摂取量

「1日7g未満」にするために、こんな工夫をすればいい

みなさんの中には、「腎臓病なら塩分制限をするのが当たり前」と思っている人も

多いかもしれません。

ただ、「塩分が多いとなぜ腎臓によくないのか」は、諸説入り乱れていてまだ完全には分かっていません。それに、「塩分摂取量が多いと慢性腎臓病が進みやすくなる」ということが分かったのも、じつはわりと最近の話なのです。

ともあれ、やはり食塩の摂りすぎが進行因子となるのは間違いありません。保存療法でも、食塩の摂取は「１日７ｇ未満」に抑えることを目標にしています。先にも述べたように、これに関しては「進行するタイプ」の方だけでなく、「進行しないタイプ」の方にも実践してもらうようにしています。

個々人で差がある塩分摂取量をどうやってチェックするのかというと、これは患者さんに24時間蓄尿をしてもらったデータを見れば一目瞭然で分かります。来院していただいた際、そのデータを見て「７ｇ」を超えているようであれば、減塩の注意や改善点などを具体的にアドバイスしていくのです。

もっとも、この「１日７ｇ未満」は、厚労省が出している目標値や日本高血圧学会の目標値がいずれも「１日６ｇ未満」ですから、それに比べればだいぶゆるやかな塩分制限です。

高血圧や腎臓病の本などを開くと、平気で「５ｇにしろ」とか、「３ｇまでがんばれ」などと書いてあるものもありますが、私はたとえ慢性腎臓病であってもそこまでの減塩は必要ないと考えています。むしろ、ハードルを上げて根《こん》を詰めすぎると「減塩が目的の食事」のようになってしまい、食事本来の愉《たの》しみが失われてしまいかねないので、〝やりすぎ〟には十分注意をしてください。

なお、重曹を飲んでいると、重曹はナトリウムを含んでいるので重曹１ｇ（重曹錠２錠）につき０・７ｇを蓄尿の塩分量から差し引かないと本当の塩分摂取量にはなりません。

ともあれ、「１日７ｇ未満」の減塩を達成するのは、そんなにたいへんではありません。どうすれば「１日７ｇ未満」のハードルをクリアできるかについては、第２章の「新しい常識④」でも述べましたので、ここでは割愛します。

ただ、ひとつだけつけ加えておくと、「ラーメンや丼ものなどの外食」や「スーパーのお惣菜」は、塩分がたっぷり含まれているものが多いので注意してください。外食のラーメンなどはツユまで飲むと、それだけで７ｇをはるかに超えてしまう場合もあるのです。私はあまり「あれもダメ」「これもダメ」とは言いたくないのですが、やはり慢性腎臓病の人は、なるべく「家で調理した塩分控えめメニュー」を食事の基本にしていくほうがいいのではないでしょうか。

慢性腎臓病の進行因子⑥　たんぱく質摂取量

肉や魚を「普通よりも少し抑えめ」にし、かならず蓄尿によるチェックをする

「腎臓病の人は肉や魚などのたんぱく質の摂取を制限しなくてはならない」——そう考えている人は多いと思います。

でも、じつはこれ、１９５０年頃から世界中でずーっと議論されてきているのですが、いまだに結論の出ていない問題なのです。議論の過程で出てきたレポートには、

「たんぱく質なんか制限しても意味がない」というのもありましたし、「いや、かなり制限しなきゃダメだ」というのもありました。現在でも議論は続いていますが、その趨勢《すうせい》はおおむね「たんぱく質制限は必要だけど、そんなに厳しい制限をする必要はない」という方向に落ち着きつつあります。

つまり、慢性腎臓病の進行因子として無視することはできないけれど、そんなに無理して制限する必要はありませんよ、ということ。こうした傾向を反映してか、日本や世界の慢性腎臓病のガイドラインのたんぱく質摂取量も、「標準体重1kg当たりたんぱく質0・6〜0・8g」ということになっています。

また、私が行なっている保存療法でも、このガイドラインの上限の値を採用して、**「0・8g／標準体重kg」をたんぱく質摂取の目標値としています。**「体重1kg当たりのたんぱく質0・8g」といってもどの程度なのかピンと来ないと思いますが、これは「肉や魚、卵などを普通の食事よりも少し抑え気味に摂っていれば、おおむね問題ない」というくらいの量だと理解しておけばいいでしょう。

たとえば、**標準体重50kgの人であれば、×0・8で1日に40gのたんぱく質を摂れ**

ることになります。肉100gはたんぱく質20g、魚100gはたんぱく質30g、卵1個は6gのたんぱく質ですから、このような基本データを元に1日に摂れるたんぱく質を計算してください。まぁ、それくらい食べられるなら、〝そんなに厳しく制限しなくてもいいんだな〟ということがわかってきます。

なお、保存療法では、24時間蓄尿によって患者さんのたんぱく質摂取量をチェックしています。24時間蓄尿では前日の食事内容がかなりクリアに投影されるので、たんぱく質を過剰に摂っていればすぐに分かります（先に述べた進行しないと思われるグループでは守っていない人が多く、進行して将来が心配な人では守っている人がとても多いのが実態です。とくにステージ5では80％の人が守っています）。

逆に、24時間蓄尿によって、〝たんぱく質制限の行きすぎ〟が見つかることもあります。第2章の「新しい常識③」でも紹介したように、あまりにたんぱく質摂取量を減らしてしまうと、筋肉が落ちてサルコペニアを進行させてしまいかねないので注意が必要なのです。

繰り返しますが、たんぱく質の摂取制限が必要なのは、あくまで糖尿病性腎臓病や慢性糸球体腎炎などの「進行するタイプ」の方々の場合です。「進行しないタイプ」の方の場合は、血清コレステロール、中性脂肪の値に注意をしながら、普通に近い食生活でいいのです。

保存療法はこうやって行なわれる。初診から通院までの流れ

ここまで「慢性腎臓病の6つの進行因子」について説明してきました。

要するに、普段の食事や生活をしっかり管理して、これら6つの因子をコントロールしていくことができれば、「進行タイプの慢性腎臓病」が進むのを遅らせて、自分の腎臓を長持ちさせていくことができるわけです。

でもみなさん、これらを〝自分ひとり〟で管理したりコントロールしたりしていくのはかなりたいへんですよね。それに、管理できるにしたって、専門の医師のチェッ

クやアドバイスがないと不安です。
そこで、患者さんと医療者が〝タッグを組んで〟慢性腎臓病の進行因子を管理・コントロールしていくようにしたシステムが「保存療法」なのです。では、どのように〝タッグを組んで〟進めていくのか、ちょっとここで「保存療法のおおまかな流れ」を示しておくことにしましょう。

初診時

- 当院の治療方針と保存療法について説明する（他の医療施設とはかなり方針が異なるので、患者さんに納得いただき、同意書に署名いただく）。
- 他の医療機関で受けてきた治療データを見せてもらい、診察をして今後の治療方針を決める。
- 「腎臓病ノート」「家庭血圧記入用紙」「24時間蓄尿ツール一式」などお渡しして、家庭血圧の測り方、24時間蓄尿のやり方を説明する。
（以上で、少なくとも約30分かかります）

⬅ 2回目の受診前日：24時間蓄尿

・患者さんに24時間蓄尿をしていただく。「起床後2回目の尿」から「翌日起床後1回目の尿」までをすべて蓄尿バッグにため、最後にそのうちの30㎖ほどを試験管に移す（蓄尿は2回目の受診直前でなくてもかまわない。仕事の都合で前日の蓄尿ができない場合、診察前の1週間以内のどこか蓄尿できる日に行ない、試験管1本だけ2回目の受診当日まで冷蔵庫に保管しておいて、それを受診日に持参でもよい）。
・家庭血圧は毎日1日2回計測し、「家庭血圧記入用紙」に記入して、受診日に提出する。

⬅ 2回目受診当日

・24時間蓄尿の試験管と家庭血圧記入用紙、腎臓病ノートを持って来院いただく。24時間蓄尿の試験管は検査センターで分析する（1時間ほどで結果が出る）。
・血液検査。採血をし、検査センターで分析（1時間ほどで結果が出る）

・24時間蓄尿と血液検査のデータが出たら、結果をひとまとめにして「腎臓病ノート」に記入する（医療スタッフが記入）。
・「腎臓病ノート」のデータを見ながら診察。進行の状況を説明し、今後の改善点や見通しを話し合い、食事や生活のアドバイスなども行なう。
・患者さんの病状や進行度に合わせ、必要な薬を処方する。
（以上で、だいたい約20分かかります）

➡ **その後の通院**

・進行の状況にもよるが、「進行タイプ」の患者さんはだいたい1か月に1回のペースで通院するのが一般的。受診のたびに24時間蓄尿をしてもらい、「腎臓病ノート」に記入したデータを見ながら経過を説明し、必要な治療を行なっていく。
・「進行しないタイプ」の患者さんは、3〜4か月に1回のペースで経過観察のために受診をするパターンが多い。

このように、患者さんと医療者でデータを共有しながら、腎機能を管理・コントロールしていくわけです。みなさん、保存療法がどのような流れで行なわれるか、お分かりいただけたでしょうか。

慣れてしまえばとってもカンタン。「24時間蓄尿」のやり方

ここで、保存療法に欠かすことのできない「24時間蓄尿」について、説明しておきましょう。

尿は、腎臓の健康状態を知らせてくれる「情報の宝庫」です。腎臓の機能をより適切に管理・コントロールしていくならば、この情報を活用しない手はありません。

24時間蓄尿でどんなのことが分かるのか。ざっと挙げてみると、尿たんぱく排泄量、

カリウム排泄量、リン排泄量、クレアチニン排泄量、クレアチニンクリアランス、たんぱく質摂取量、塩分摂取量……。しかも、こうしたさまざまな重要情報を非常に精度の高いデータとして得ることができるのです。

もっとも、近年、24時間蓄尿を実施している医療機関はかなり少なくなってしまいました。昔は行なっていた病院もそれなりにあったのですが、年々検査方法の省略化が進んでいき、いまなお24時間蓄尿をやっている医療施設は、いつの間にかたいへん少数になってしまったのです。

先にも述べたように、いまの尿検査は、ほとんどの医療機関で「スポット尿」と呼ばれる方法がとられています。みなさん経験があると思いますが、病院へ行って、トイレで尿を紙コップに採って、小窓に提出する「あのやり方」ですね。しかし、あのやり方は簡単に済むものの検査項目が少なく、とくに尿たんぱく排泄量については大まかなことしか分かりません。しかも、その時々の状況によって影響される要素が多いため、正確なデータが得られないのです。

ですから、慢性腎臓病の人が腎機能をしっかり管理・コントロールしていくには、

24時間蓄尿というやり方でデータをとるのがもっともいいのです。このやり方で定期的に自分の腎臓の状態を把握していく姿勢が、みなさんの腎臓をより長持ちさせていくことへとつながっていくのです。

では、この24時間蓄尿、具体的にどういうやり方をするのかを見ていきましょう。

①起床後、最初の排尿時間を記録します。ただし、このときの尿は蓄尿バッグに採らず、トイレへ排尿してしまってください。

②起床後2回目の尿から「蓄尿」をスタートします。まず、トイレなどに蓄尿バッグをセットしてください。尿は紙コップで採って、採った尿を蓄尿バックへためていきます。

③その後、②の手順でおしっこをするたびに毎回蓄尿バッグにためていきます。最初に記録した時間からちょうど24時間後に最後の排尿をし、それを蓄尿バッグに入れたら、これで「蓄尿」は終了です。

④蓄尿バッグに入れた尿をピペットでよくかき混ぜ、ピペットで尿を採取して携帯

用の試験管に移してください。尿は30㎖もあれば十分です。

⑤クリニック受診の際、尿を入れた試験管を提出してください。

なお、24時間蓄尿を行なう際の注意点をいくつか述べておきましょう。

まず、24時間蓄尿は外出先ではできませんので、行なう際は1日外出を控えるのが基本です。ちょっと近所に買い物に出るくらいならかまいませんが、外出とおしっこをするタイミングが重ならないようにしてください。また、運動は、ウォーキング程度の軽めのものならやってもかまいませんが、激しい運動は避けてください。

それと、24時間蓄尿をやっている間は、食事はできるだけ「いつも通り」のメニューにしてください。蓄尿データに反映されるからといって、いつもよりたんぱく質を減らしたり、いつもよりがんばって塩分を控えたりしないようにしましょう。つまり、「演出」や「カッコつけ」は不要。「いつも通りの食生活」が蓄尿データに反映されるのがいちばんいいのです。

最初は「手間」に感じるかもしれませんが、慣れてしまえば簡単です。慢性腎臓病

24時間蓄尿のやり方

起床後、最初の尿は採らない
（ぼうこうを空っぽにして検査開始）

24時間

トイレにセットした
蓄尿バッグに尿をためる

翌朝、同じ時間に排尿して終了
蓄尿バッグからピペットで
一部採取した尿を試験管へ

蓄尿に必要なもの

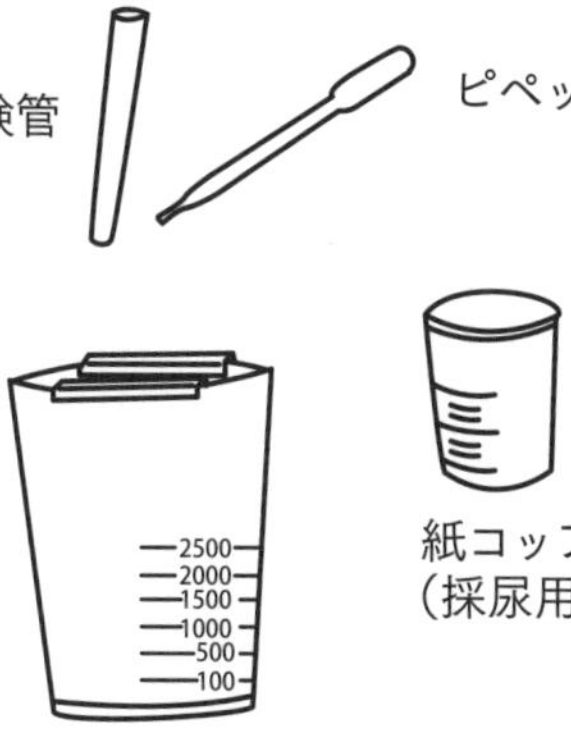

にお悩みのみなさんは、自分の腎臓を守っていくために必要不可欠と思って実践するようにしてください。

「腎臓病ノート」が、患者さんと医療者との共通理解のかけ橋となる

当院の保存療法の最大の特徴は「24時間蓄尿を行なっていること」ですが、もうひとつ、当院ならではの特徴的ツールがあります。

それが「腎臓病ノート」です。これについても簡単に説明しておきましょう。

腎臓病で受診すると検査データがもらえますが、これが2枚、ときに3枚のデータとなります。数字がたくさん並んでいて、どれが大事なのかわかりません。データを渡したのだから理解しただろうと医療側は勝手に思っています。これでは良くないとの思いから、開発されたのが「腎臓病ノート」なのです。ノートには、これだけは患者さんが知ってほしいという項目が記入されます。

腎機能を自分で管理する「腎臓病ノート」

年／日		2/27	3/27	4/24	5/22	6/19
●進行因子 これ以外の進行因子は 血圧、睡眠時無呼吸です	治療 その他					
体重		63.7	62.2	62.7	62.7	63.0
血液	●ヘモグロビン（g/dℓ）≧11	10.9	10.3	10.7	10.9	11.5
	尿素窒素（mg/dℓ）	63.7	50.1	44.5	56.9	49.4
	クレアチニン（mg/dℓ）	2.82	2.44	2.48	2.89	2.56
	尿酸（mg/dℓ）＜7.0	8.6	6.6	5.3	7.6	5.9
	カリウム（mEq/ℓ）＜5.5	5.3	4.6	5.2	5.1	5.0
	リン（mg/dℓ）2.5～4.5	5.2	4.5	3.9	4.5	4.5
	●重炭酸（mEq/ℓ）≧22	19	25	26	23	24
	ここをまっさきに見てください！ 腎機能① eGFR （mℓ/min/1.73m^2）中央値80	18.1	21.2	20.7	17.5	20.0
蓄尿	腎機能② CCR（クレアチニンクリアランス） （mℓ/min/1.73m^2）中央値100		32.3	29.4	34.9	39.5
	●たんぱく摂取量（g/日） （g/標準体重/日）0.6～0.8		68.3 1.16	65.5 1.11	79.1 1.34	82.3 1.39
	●食塩摂取量（g/日）＜7		5.6	8.0	5.4	7.8
	カリウム排泄量（mg/日）		162	238	208	193
	リン排泄量（mg/日）		660	605	752	766
	●たんぱく排泄量（g/日）		0.73	1.30	0.94	1.43

2回目の診療で蓄尿のデータが揃い、計16項目が記入されます。
腎機能（eGFR）がもっとも重要ですから枠で囲ってあります。
●がついた項目は進行因子で計5項目です。
あと一つの進行因子は家庭血圧の値です。

つまり、「腎臓病ノート」は、こういう「ろくに見ずに放置される状況」を改善し理解してもらうために開発したツールなのです。

何度も述べているように、私たちが行なっている保存療法は、患者さんと医療者が〝タッグを組んで〟腎機能低下を抑えていく治療法です。〝タッグを組んで〟やっていくからには、自分の検査結果の数値がどのような状況なのかを患者さんに理解してもらえないことには先へ進めません。

すなわち、この「腎臓病ノート」の検査結果を見ながら保存療法を行なっていけば、「今回、この数値がよくなかったから、ちょっと改善が必要ですね」「次の受診までに、この項目の目標値をクリアできるようにがんばりましょうか」といったように、患者さんと医療者がデータを共有しつつ、同じ目的意識を持って治療を進めていくことが可能になるのです。

ちなみに、こうした医学手法は専門的には「集学《しゅうがく》療法」と呼ばれています。要するにこれは、「いま、改善によいと分かっている知識や情報をすべて集めて、それらを患者さんにしっかり理解してもらうことで効率よく病気を治療していこう」というもの。腎臓病に限らず、病気を効率よく治療していくには、患者さんと医療者の間にこういった「共通理解」があることが欠かせないのです。

いかがでしょうか？　みなさんもこういうふうに患者と医者がタッグを組んで互いに理解し合いながら腎臓機能を管理・コントロールしていけば、より安心だし、より効率よく自分の腎臓を守っていけそうだと思いませんか？

慢性腎臓病にお悩みのみなさん、絶対に透析にはなりたくないと思っているみなさんは、一度、私の保存療法を検討してみてはいかがでしょう。

私は腎機能を管理・コントロールしていくことに長い期間専念してきました。その経験を生かし、患者さんとともに、この先1日でも長く、ご自分の腎機能を守り抜いていきたいのです。

保存療法でこんなに腎臓を長持ちさせることができた！患者さん3人の実例

さて、ここまでで保存療法がどういうしくみかは、だいたいお分かりいただけたのではないかと思います。

ここから先は、実際に保存療法を受けた患者さんの実証例をいくつかご紹介していくことにしましょう。

保存療法で8年以上も腎臓を長持ちさせることができている患者さん、保存療法の後、運よく腎移植に漕ぎつけることができた患者さん、9年間の保存療法の後、残念ながら透析に移行してしまった患者さん……。3名の方々の「腎臓を守りながらがんばってきたストーリー」です。

症例1　慢性糸球体腎炎　Aさん（74歳・女性）

現在のeGFR8・6！ もう8年以上、いまだに透析にならずに済んでいます

慢性腎臓病とは、私はもうだいぶ長いおつき合いです。

じつは、生まれたときから片腎しかなく、28歳のころにはもう尿たんぱくが出ていたのです。クレアチニンの値もずっと高かったですね。

でも、昔は腎臓が悪いといっても、病院ではたいした治療をしてくれませんでした。何か所も内科を回ったのですが、どこも「様子を見ましょう」という返答ばかり。それで私も〝たいしたことはないのかな〟とタカをくくってしまったんですね。じつは、お医者さんからは「妊娠・出産は無理」と言われていたのですが、それも〝たぶん大丈夫だろう〟と勝手に判断して結婚・出産。月日はあっという間に過ぎ、生まれたふたりの子は、もういい年のオヤジになっています。

しかし、やはりそうこうするうちに私の腎臓の機能は着々と悪化し続けていたので

しょう。60代になると、高血圧もひどくなり、尿たんぱくもだいぶ高い値になってしまいました。そんな折、私と一緒で腎臓の悪かった弟から「椎貝クリニックを受診してみては」と勧められたのです。

２０１２年、66歳で初めて受診したときの血清クレアチニンは２・９、ｅＧＦＲは13・５。すでに最終ステージのステージ５に入っているとのことでした。ただ、がんばればまだ透析になるのを引き延ばせると聞いて、５週間おきに２時間かけて取手に通い、椎貝先生の保存療法を続けていくことにしたのです。

それからなんと、８年以上。私はいまだに透析にならずに済んでいます。血清クレアチニンは４年間は２・９から３・０、ｅＧＦＲは年々ちょっとずつ下がっていますし、尿たんぱくも徐々に増えてきているのですが、椎貝先生は「大丈夫、まだまだがんばれる」と励ましてくださいます。

なお、最近、看護師だった友人にこの話をしたら、こう言われました。

「あなたの腎機能なら、もう８年前のとっくの昔に透析になっているのが普通なのよ。13・５なんていったら、どこの病院に行っても透析になっちゃう数字なんだから。そ

症例データ ① 慢性糸球体腎炎 Aさん（74歳・女性）

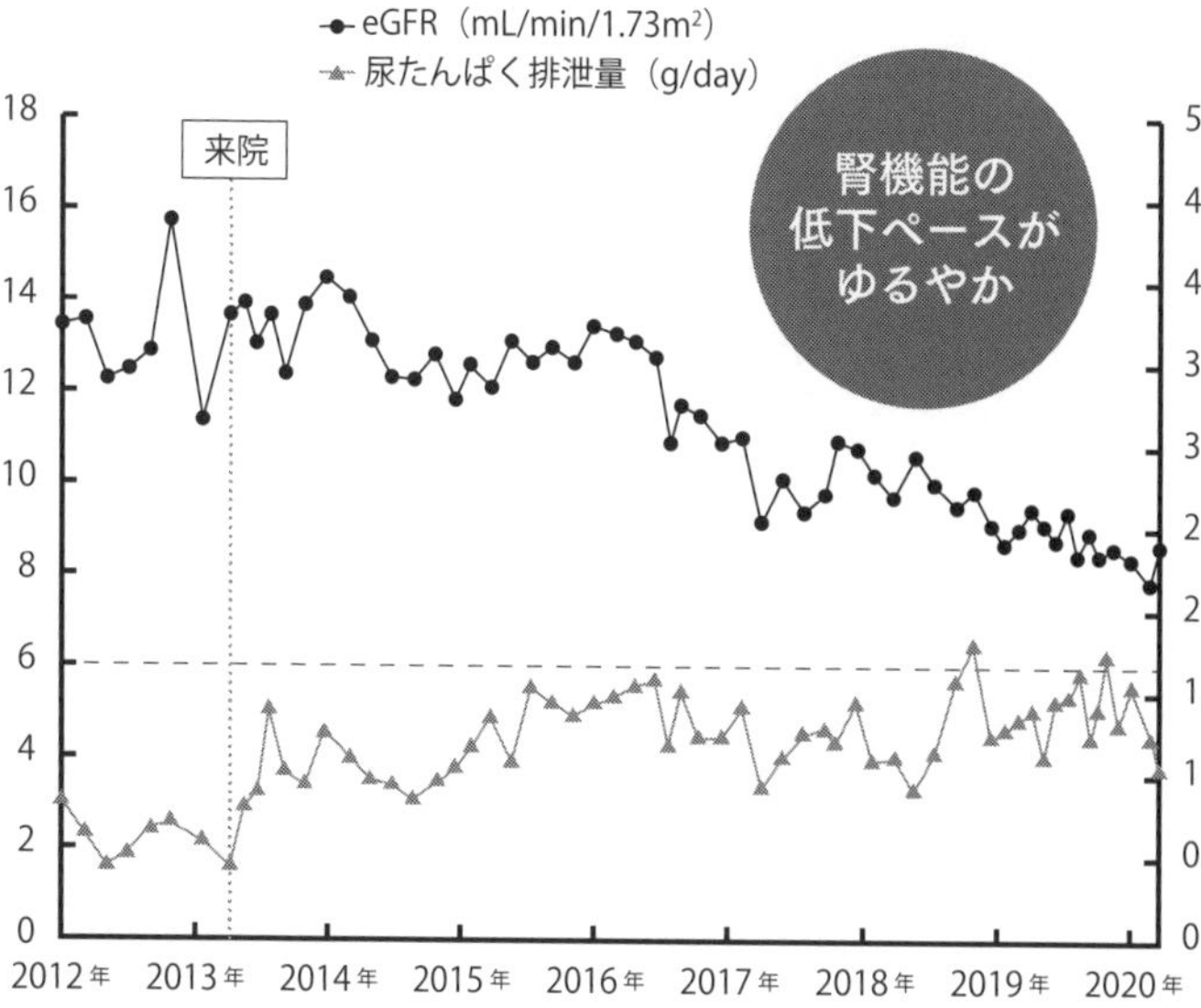

椎貝医師より

椎貝クリニックでは、ｅＧＦＲ６台が２か月間続くようになるまでは透析療法に移行しません。現状のＡさんのｅＧＦＲは8.6。保存療法を続けていけば、まだまだ大丈夫です。低下のペースもゆるやかですし、新しい工夫も考えています。このままがんばって10年以上は腎機能を維持していってほしいですね。

れが8年以上も透析しないまま済んでいるなんて、もう絶対にあり得ないくらいすごいことなのよ」――と。

私の現在のeGFRは8・6です。この8年以上の時間は、もし椎貝先生に出会っていなかったら、まったく違ったものになったかもしれません。そう思うと、いくら感謝してもしきれません。

症例2　**慢性糸球体腎炎　Bさん**（49歳・男性）

大学病院で勧められた透析を回避！「保存療法」で奇跡が起こりました

私はスポーツ紙の新聞記者をしています。若い頃から健康と体力には自信があったのですが、ある日健診でたんぱく尿を指摘され、慢性糸球体腎炎と診断されたのです。そのときはかなりショックでした。〝まだ働き盛りだというのに、このまま進行すれば、いずれは透析生活か〟と思うと、不安ばかりが募ってしまい、気持ちがふさぐのを抑えられませんでした。

しばらくの間、私は都内の有名大学病院に通院していました。しかし、腎機能eGFRはじりじりと下がり続け、44歳のときにはすでに担当医から「透析への移行」を考えるように言われていました。でも、私も記者ですので、大学病院で治療を受けるかたわら、〝なんとか透析を回避できる方法はないものか〟とネットや書籍をチェックして調べてもいました。

そんなとき、私のeGFRは急降下をしはじめ、なんと一気にひとケタの6・7に下がり、血清クレアチニンは8・0になってしまったのです。〝これはさすがにマズイ〟〝このまま大学病院で治療していたら、もう透析は避けられない〟と感じた私は、ワラにもすがる思いであるクリニックを訪ねました。すなわち、かねてチェックをしていた椎貝クリニックの保存療法に助けを求めたのです。私が45歳のときでした。

椎貝先生は、とても温かい笑顔で私を迎えてくれました。そして、そのときeGFRが7にまで下がっていたにもかかわらず、「大丈夫、まだ希望はあります。あきらめなくてもいいですよ」とおっしゃってくれたのです。私はその言葉にたいへん勇気づけられました。

保存療法を受けたことは、私にとって人生の大きな転換点になりました。7まで低下していたeGFRは上がったり下がったりはするものの、なんとか二ケタに戻るようになり、血清クレアチニンは5から6で、〝この分ならまだがんばれる〟と思えるようになりました。また、受診と同時にスタートした「腎臓マインドフルネス」も不安を解消したり平常心を取り戻したりするのに役立ったように思います。月1回ペースの保存療法はもう4年目です。4年前、あのまま大学病院にいたら、もう完全に透析生活だったことでしょう。あのとき、ほとんど透析に片足を突っ込んでいたのが、4年経ったいまもいたって普通に生活できているのですから、私にはそれだけでも奇跡のように思えます。

それに、もうひとつ大きな奇跡が……。なんと、私の妻が「腎移植」を申し出てくれて、この秋に移植手術をすることになったのです。ちょうどeGFRが再び6近くになり、血清クレアチニンは6台から時には8前後、尿たんぱくも下がらなくなってきて〝さすがにもう透析を覚悟しなくてはならないか〟と思い始めていた矢先のこと

症例データ② 慢性糸球体腎炎 Bさん（49歳・男性）

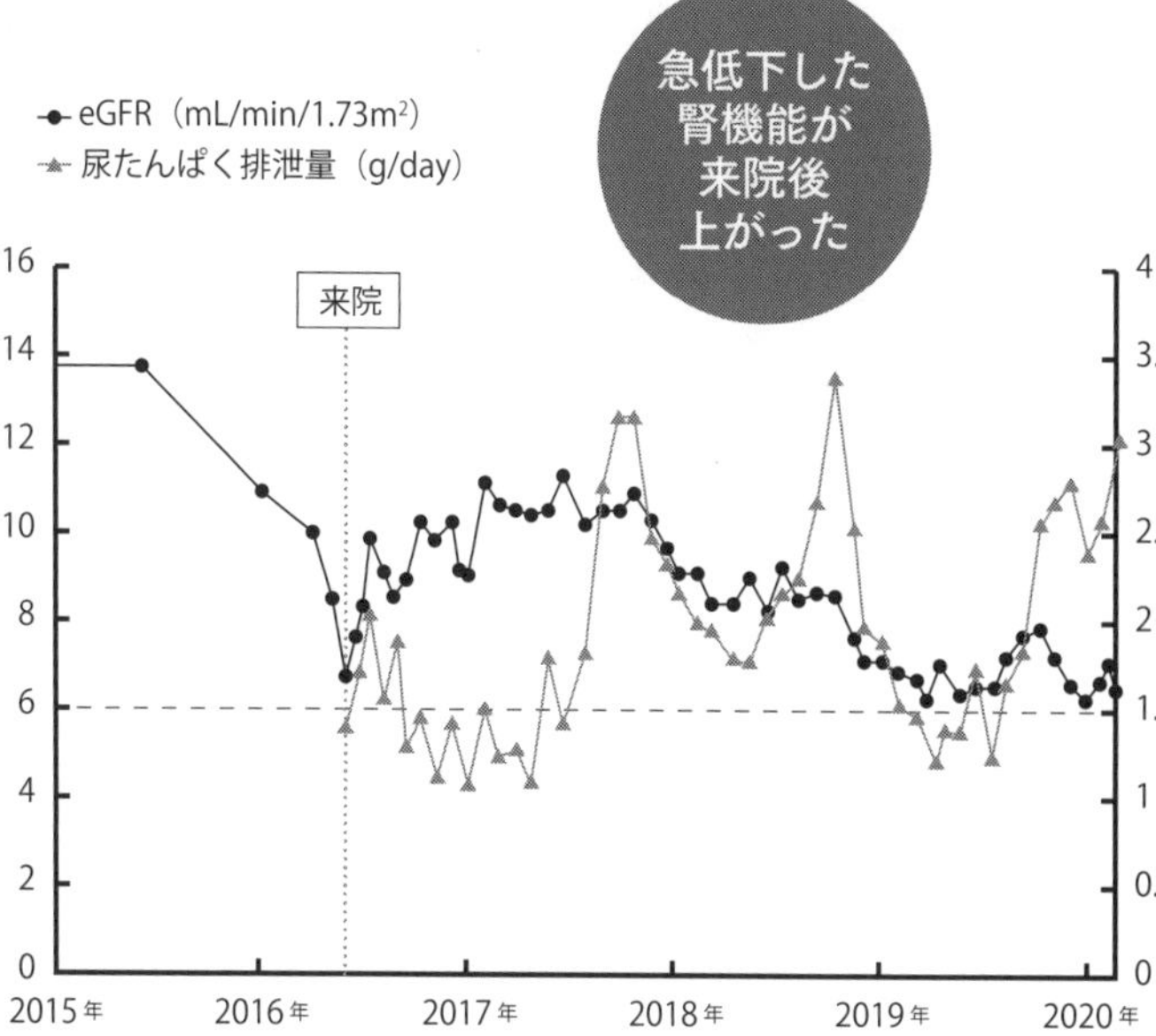

椎貝医師より

Bさんのように、大きな病院や大学病院から逃げるように当院にやってくる患者さんは少なくありません。最近、eGFRも6近くに下がり、薬でもたんぱく尿の増加を抑えられなくなっていたので、腎移植のめどがついたのは本当によかった。あきらめずにがんばっていれば、こういうこともあるのです。

でした。

おかげで私は、透析生活にならずに済みそうです。この先も、妻からもらった腎臓とともに人生を生きていけそうです。

私はとても運がよかったのだと思います。でも、その運を呼び寄せてくれたのは、椎貝先生の保存療法です。あのとき、本当にあきらめなくてよかった、本当に希望を捨てなくてよかった。いま、私は心の底からそう思っています。

ケース3　糖尿病性腎臓病　Cさん（71歳・男性）

９年以上も普通の生活を送れたことに感謝しています
血圧コントロールのおかげで眼の網膜症まで改善！

私は岐阜県で会社を経営しています。保存療法を受けるため、10年近く岐阜から茨城の取手まで、新幹線と在来線を乗り継いで通っていました。初診時の血清クレアチニンは2・5、ｅＧＦＲは22でした。

でも、何百キロも移動して治療を受けに来たかいは十分にありました。なぜなら、毎回椎貝先生と話をするのも楽しかったし、それに何より、おかげで9年半も普通の生活を送り続けることができたからです。血清クレアチニンは3から3・5、ｅＧＦＲは12から15でした。

もともと2型糖尿病だった私は、糖尿病性腎臓病だけでなく、糖尿病性網膜症《もうまくしょう》も患っていました。腎臓のほうは、いつ透析になってもおかしくない状態だったのをこんなに長年にわたって管理していただいたわけですから、本当にいくら感謝してもしきれません。また、糖尿病網膜症のほうも、日々食事に気をつかい、家庭血圧を使ってしっかりと血圧コントロールをしてきたせいか状態が改善してきたのです。この回復ぶりには地元の眼科医も非常に驚いていました。

もっとも、9年目の半ばを過ぎたあたりから、血清クレアチニンは7・5から8に達し、ｅＧＦＲが6を下回るようになり、たんぱく尿の量も上昇……椎貝先生と話をして、透析生活に入ることに決めました。いまは、地元の県立病院で夜間に腹膜透析を行ない、昼間は出社するという生活を続けています。

症例データ ③ 糖尿病性腎臓病 Cさん（71歳・男性）

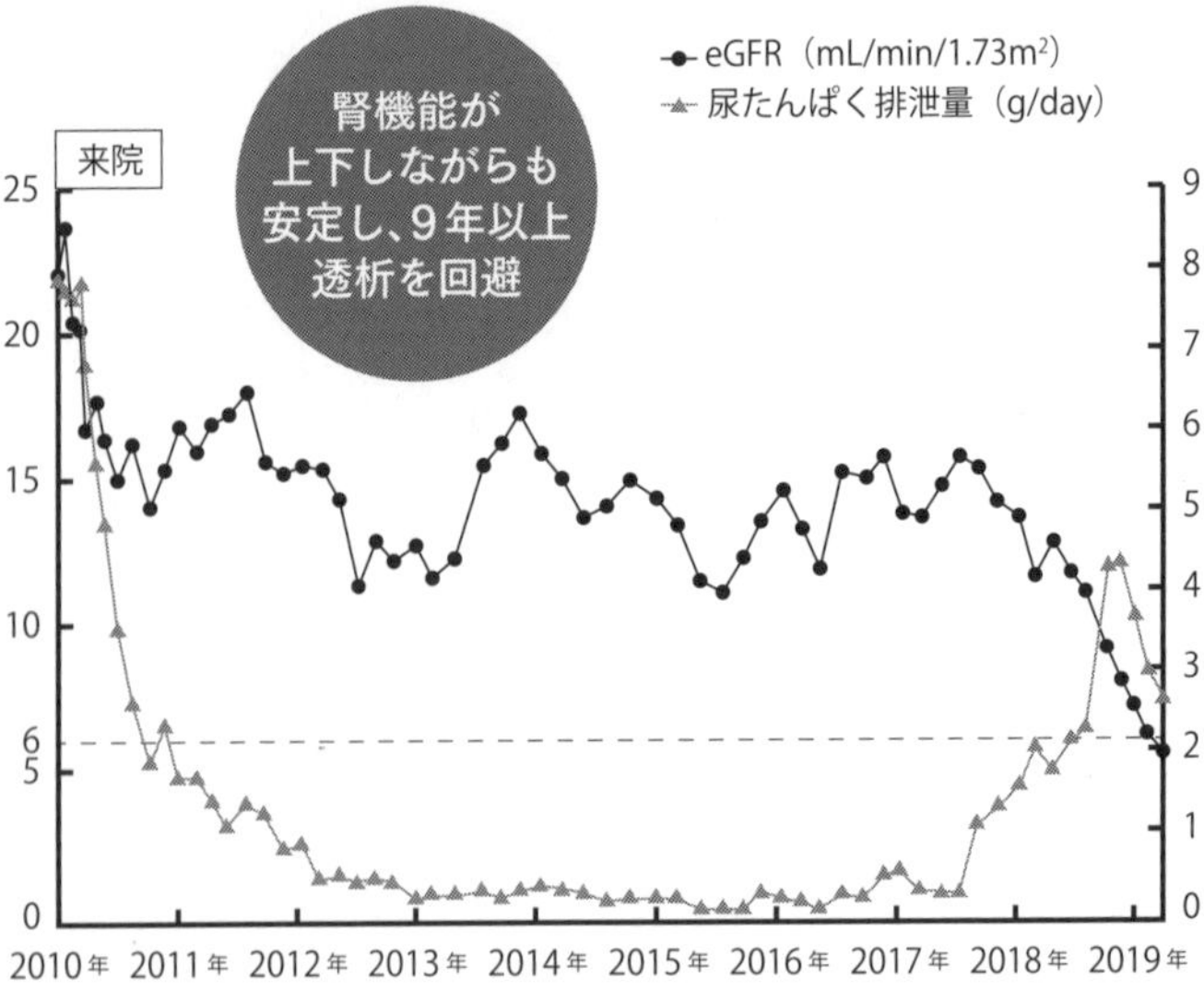

椎貝医師より

Cさんは塩分やたんぱくの制限をとても厳格に行なう意志の強い方。24時間蓄尿のデータを見て、いつも感心させられていました。９年以上も充実した生活を送れたのは、Cさんの『日々をしっかり生きよう』という姿勢の賜物です。たんぱく尿が急に増えてくるという「腎臓病の反乱」を抑えようとしたのですが抑えられず、eGFRがあっという間に6になってしまいました。『生涯の透析回避』は夢に終わりましたが、Cさんならこれからも人生を強く生きていけると思います。

しかし、私はまったく後悔していません。だって、椎貝クリニックに通ったおかげで、この9年半の歳月をとても充実した豊かな時間にすることができたのです。この9年半の時間は、私にとって大きな財産です。椎貝先生、クリニックのみなさん、かけがえのない時間をありがとうございました。

いかがでしょう。

このように、当院で保存療法を受けている患者さんの実例には、その方々の人生模様がたっぷり詰まっています。保存療法によって時間の猶予を与えられた方々は、苦労や不安におののきながらも、みな自分の人生に対して精いっぱい打ち込むようになっていくのです。

3人目の方のように、たとえ透析になってしまっても感謝してもらえるケースもたくさんあります。日々の診療でこうした患者さんの生きがいに携われることは、医師としてそうそう経験できることではありません。私は、この先も自分の命が尽きるまで、患者さんの人生に寄り添い、現役で診療に携わっていこうと思っています。

第4章

腎臓を調子よく保つためのセルフケア

「腎臓マインドフルネス」の驚きの効果

自分の腎臓は自分で守る。ただし「ちゃんと効果があること」で守っていこう

この章では、「腎臓の機能を維持していくための日常のセルフケア」について述べていこうと思います。

私の行なっている保存療法は、定期的に患者さんの腎臓の状態をチェックして、管理・コントロールをしていくものです。ただ、私たちは実際に患者さんの日常生活の現場に立ち入ってアドバイスや手助けができるわけではありません。

ですから、慢性腎臓病にお悩みのみなさんには、保存療法に任せきりなのではなく、みなさんご自身でも「できるだけ腎臓の機能を悪化させないような生活を送ろう」と心がけていただきたいのです。すなわち、「自分の腎臓は自分で守るんだ」というつもりで、日々セルフケアの意識を高く持って生活を送っていただきたいというわけですね。

もっとも、「自分の腎臓は自分で守る」と言っても、〝ちゃんと効果のあること〟を実践していかなくては意味がありません。

私は50年以上たくさんの慢性腎臓病の患者さんとつき合ってきましたが、その中には〝かなり効果の疑わしい方法〟に肩入れしてしまう方も少なからずいらっしゃいました。たとえば、「腎臓病に効く〇〇」という謳《うた》い文句の健康食品にハマったり、効き目の疑わしいサプリメントを定期購入させられたり、あやしげなセミナーに出て高額な磁気治療器を買わされたり……。こういった方法に肩入れして、かえって腎機能を低下させてしまうようなことでもあったら笑うに笑えません。

ですから、セルフケアは本当にその方法が有効なのかどうかをしっかり吟味したうえで選んでいく必要があるのです。

では、いったいどのようなセルフケアが有効なのか、いったい日々の生活でどのようなことに気をつけていけばいいのか。私が推奨する方法をこれから具体的に紹介していくことにしましょう。

慢性腎臓病の進行タイプは、瞑想(腎臓マインドフルネス)によって安定・改善する

まず、私が患者さん方に推奨している「究極のセルフケア」をご紹介しましょう。

それが「腎臓マインドフルネス」です。

これは、私が考案したオリジナルの瞑想《めいそう》法。瞑想にはいくつもの種類がありますが、私が患者さんに推奨しているのは「マインドフルネス」と称されているタイプを下敷きにしたものです。

ただ、このオリジナルのマインドフルネスは、精神性の向上を図るのが目的なのではなく、あくまで慢性腎臓病の患者さん方が「腎機能を維持・改善する」という〝現《げん》世《せ》利益《りやく》の追求〟を目的としています。つまり、患者さんの腎機能回復のために考案したマインドフルネスだから、「腎臓マインドフルネス」というわけです。

私のクリニックでは、慢性糸球体腎炎や糖尿病性腎臓病などの進行タイプの患者さん方がｅＧＦＲなどの数値が悪くなってきたときに、〝それでは、「腎臓マインドフルネス」をやってみてはいかがですか〟といったかたちでおすすめしています。最初は当院でやり方をご指導し、そのうえで毎日のセルフケアとして患者さんごとにご自宅で実践してもらっているのです。

そして特筆すべきは、この「腎臓マインドフルネス」を実践した患者さんの治療成績が非常によくなっている点です。

最初に「腎臓マインドフルネス」を導入したのは２０１３年のこと。「進行するタイプ」の慢性腎臓病の5名の方からスタートしました。次ページのグラフでお分かりのように、その5名のフロントランナーの方々は、どなたもステージ5の末期段階だったのですが、導入以降7年の歳月が経ってもみなさんｅＧＦＲが6を下回らずに済んでいます。すなわち、「腎臓マインドフルネス」が役に立ったせいか、7年以上、透析にならずに済んでいるわけです。

「腎臓マインドフルネス」を行なっている当院の患者さんは年々増えて、現在では

４８６名を数えています。みなさんたいへん熱心に取り組んでくれていて、とても多くの方々に腎機能を維持・改善させる効果がもたらされているようです。

ちょうどいま、導入前と導入後の治療成績を比較したデータをまとめているのですが、おそらく「ｅＧＦＲ６に達する年月が大幅に延びた」という結果が得られることでしょう。

いったいなぜ、こうした維持・改善効果が発生するのか、そのしくみについてはよく分かっていません。

ただ、第１章でも述べたように、腎臓という臓器は、数々のメッセージ物質を出して多くの他臓器とネットワークでつながっています。まるで「クロストーク」をするように、密に情報を交換し合っている場合も少なくありません。

ですから、もしかしたら腎臓と脳との間でもこうしたクロストークが存在し、何らかの信号が交わされているのかもしれません。

脳は「あれを取ろう」「あそこへ行こう」などの目的を持って活動しています。マインドフルネスとは、そのような目的のない、一見、無意味で退屈な時間を過ごすこ

腎臓マインドフルネス（瞑想）の
驚くべき腎寿命の延長効果

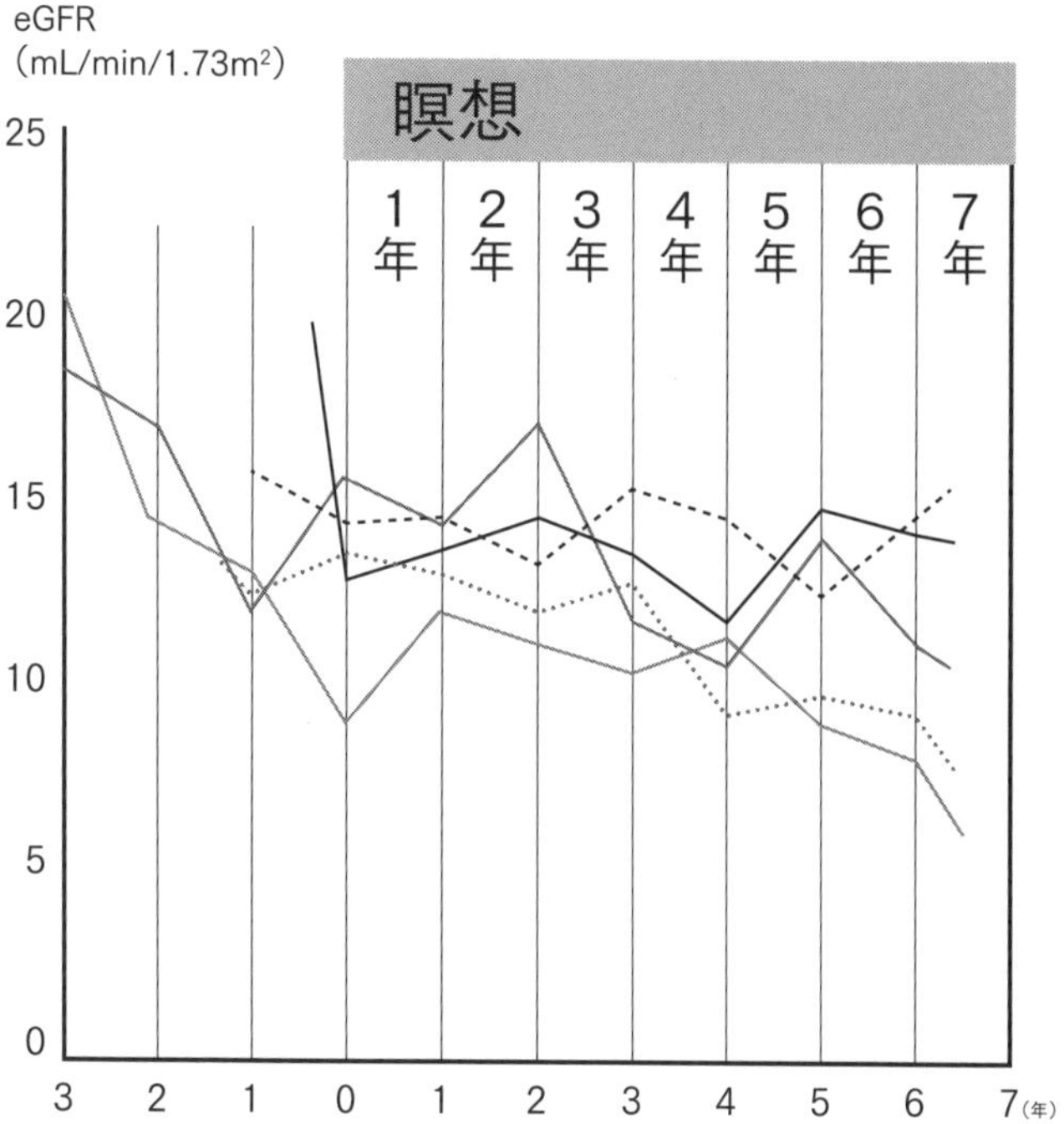

ステージ５の５人は、腎臓マインドフルネス（瞑想）を開始後、６年たっても透析レベル（eGFR6 未満）に達していない。

とです。たくさんの「雑念」がわいてくるのでマインドフルネスではないと思う人がいますが、雑念がわく状態でいいのです。**この脳を休ませることが腎臓に良い信号をもたらすのかもしれません。**

ともあれ、進行タイプの慢性腎臓病に対して、こういった「目に見える効果」を発揮するセルフケアは、いままでは食事療法以外は存在しませんでした。もし、医学的に効果を立証できたなら画期的なことです。私は症例やデータを蓄積して、2年後の論文発表を予定しています。

「腎臓マインドフルネス」は、お金をかけなくてもできますし、ひとりで静かに落ち着ける場所さえあれば簡単に行なうことができます。きっと、この先、「進行するタイプ」の患者さんにとって、大いに希望を持てるセルフケア・方法となっていくことでしょう。

食事制限は「ふたつだけ」に絞る。ただし、がんばりすぎない

腎臓を健やかに保っていくために自宅で力を入れてほしいセルフケアと言えば、やはり食事面の節制です。

最近は、「慢性腎臓病の食事制限」は、昔ほどうるさく言われなくなってきました。ただ、慢性糸球体腎炎や糖尿病性腎臓病などの「進行するタイプ」の場合、やはりそれなりに食事に注意を払っていかなくてはならないのも事実です。

私は「進行するタイプ」の方々には、食塩とたんぱく質に的を絞って適度にコントロールしていくことをおすすめしています。

細かいことを言えば、リンなどもあまり摂りすぎないほうがいいし、カロリーもほどよくしたほうがいいのですが、「あれもダメ」「これもダメ」となってしまうと、どんどん「食べられる食材」が少なくなってメニューを考えるのさえたいへんになって

しまいます。それに、そんなにあれもこれもと制約を多くしたら、食事自体をろくに楽しめなくなってしまいます。

毎日の食事がそんなふうになってしまったら、かえってストレスがたまって腎臓に悪影響が及んでしまうことにもなりかねません。だから、食事制限に関しては「最低限これくらいは必要」という程度にとどめ、食塩とたんぱく質のふたつだけに絞ってしまうほうがいいのです。

「進行するタイプ」の慢性腎臓病の人が、食塩とたんぱく質を「どれくらい」「どのように」摂取していけばいいのかについては、第2章、第3章でもそれぞれ触れてきたので、くわしいことはここでは述べません。とにかく、「やりすぎ」も「やらなさすぎ」もよくないので、自分なりに線引きをしつつ、バランスを取りながらセルフ・コントロールをしていくようにしてください。そして、くれぐれも「日々食事をおいしくいただく姿勢」「日々食事を楽しむ姿勢」を失わないようにしながら、あまりがんばりすぎない程度にがんばっていくようにしましょう。

サプリメントは基本的に必要なし。使う場合は、事前に医師に相談を

「体内の毒素を排出して、腎臓の機能を助けます」「腎機能が気になる人のためのサプリ習慣」——ドラッグストアへ行くと、こういった売り文句を謳ったサプリメントをいろいろ見かけます。

慢性腎臓病の患者さんは「ワラにもすがる」ような気持ちになっている方々が多いので、ついついこういった商品に興味を抱いてしまうことが少なくないのです。実際、こういったサプリメントにけっこうな金額を注《つ》ぎ込んできた患者さん方を、私はたくさん見てきました。

しかし、こうした商品の多くはエビデンス（医学的根拠）がほとんどないもの。私はサプリメントの信頼性を多くの文献や研究をチェックして調べているのですが、ほとんどのサプリメントにエビデンスらしいものがありません。

ですから、私は基本的にサプリメントの利用はおすすめしません。もし、利用する場合は、事前に医師に相談するようにしてください。

もっとも、なかには効果が期待できそうなものもあるにはあります。

そのひとつが「レスキューカーボン」というサプリメント。

これは、非常に細かい粒子でできた高機能活性炭です。高機能化処理された活性炭は、体内の毒物を吸着する作用に優れていて、毒素や毒物を体外へ排出するのに役立つのです。

このサプリに関しては、〝もしかしたら、いいんじゃないか〟ということで患者さんにお教えすることもあります。

ただ、たとえ「レスキューカーボン」を使うにしても、それはあくまで〝補助〟として使用していくもの。〝これだけで腎機能が回復する！〟といった思い込みを抱いて頼ってしまってはいけません（レスキューカーボンのエビデンス作りをしたいのですが、末期の患者さんが多く、いろいろな治療法を一気に行なう必要から、エビデンス作りはできないでいます）。

睡眠時無呼吸症候群のリスクがある人は、ちゃんと治しておく

睡眠時無呼吸症候群（ＳＡＳ）をご存じですか。

これは、睡眠時に無呼吸状態が繰り返され、日中に強い眠気や集中力低下を引き起こす病気です。夜中にいびきをかく人に多く、日本には３００万人以上の患者がいるとされています。

じつは、この睡眠時無呼吸症候群があると、慢性腎臓病の進行が加速しやすくなるのです。睡眠時に無呼吸になるということは、その間体内に酸素が入ってこなくなるということ。先にも述べたように、大量の血液をろ過している腎臓は、常に多くの酸素を必要としています。このため、少しでも酸素が不足すると、腎臓に悪影響が及ぶ

のではないかと考えられるのです。

ただ、この病気と腎臓病との関係については、「睡眠時無呼吸症候群があると慢性腎臓病の悪化速度が速くなった」という観察研究があるだけで、これ以上の良いエビデンスはありません。それが「明らかな進行因子」に入れていない理由です。

ともあれ、睡眠時無呼吸症候群の兆候がある人は、放っておくことなく、すみやかに治療しなくてはなりません。リスクが高いのは、いびきをかく人、日中に眠気がある人、あごが小さい人、首やのどの周りにたっぷり脂肪がついた人……。ただし、近年は肥満気味の人のみならず、体型に関係なく睡眠時無呼吸症候群の人が見つかるようになってきています。

とにかく、こうした兆候に思い当たる人は、一度、呼吸器専門外来や睡眠外来（スリープ・クリニック）を受診するようにしてください。現在の治療は、「CPAP療法」といって、専用マスクを装着してエアチューブを通して気道に空気を送り込む方法をとるのが一般的です（保険診療が可能）。

私は、睡眠時無呼吸症候群の心配を取り払って、日々の睡眠の状態を良くしていくのも、腎機能低下を防ぐための大切なセルフケアのひとつだと思います。睡眠時無呼吸症候群を決して甘く見ることなく、早め早めにリスクを解決していくようにしましょう。

慢性腎臓病の人は とくに厳重な「感染症対策」が必要

重い感染症は、慢性腎臓病を悪化させます。また、腎機能が低下した慢性腎臓病の人は、普通の人よりも感染症にかかるリスクが高いと言えます。

ですから、慢性腎臓病の人は〝自分は他の人よりも感染のリスクが高いんだ〟と自覚して、細菌やウイルスに対する警戒を怠らず、常に感染予防対策に気を配っていく姿勢が必要となります。

そして、ウイルスと言えば、昨今、誰もが警戒心を張り巡らせているのが「新型コロナウイルス・ＣＯＶＩＤ《コビッド》19」です。みなさんご存じのように、この新型ウイルスの感染拡大は世界中で多くの死者を出し、各国の経済に打撃を与え、人々のこれまでの仕事や暮らしのあり方を大きく変えてしまいました。

だから、いま、慢性腎臓病の患者さんがいちばんに取り組まなくてはならない日常のセルフケアは、新型コロナウイルスに対する感染予防対策を徹底することだと言ってもいいでしょう。

「マスクやフェイスシールドをする」「三密を避ける」「ソーシャル・ディスタンスを保つ」「うがいや手洗いを励行する」「消毒を徹底する」「大人数の会食を避ける」「カラオケや飲み会を避ける」――これまで数々の感染予防対策が叫ばれてきましたが、慢性腎臓病の人はこうしたさまざまな対策をより厳重に受け止めて、日々実行に移していく姿勢が求められます。

また、免疫力が下がると感染するリスクが高まりますから、食事や生活のリズムを乱さないように気をつけ、質のいい睡眠をたっぷりとって、免疫力を落とさないようにしていきましょう。

なにしろ、慢性腎臓病の人は、普通の人よりも感染するリスクも高いし、感染してしまったら重症になるリスクも高いのです。だから、普通の人よりもリスクマネジメントを徹底して行なっていくのが当然。きっと、慢性腎臓病の人は、他の人から〝何もそこまで警戒することはないんじゃない？〟とあきれられるくらいに感染対策を徹底するのがちょうどいいのです。

それと、新型コロナウイルスの陰に隠れがちですが、風邪やインフルエンザに対する対策ももちろん必要となります。慢性腎臓病の人は、毎年インフルエンザワクチンを接種するのは必須。備えあれば、憂いなしです。ぜひ、覚悟と決意を持ってウイルス対策を行なっていくようにしましょう。

感染症から身を守るための7つのセルフケア

新型コロナウイルスやインフルエンザなどの感染症から身を守れるかどうかは、日常的に体をケアしているかどうかが大きくモノを言います。

なかでも、とくに重要になってくるのが、「鼻」「口」「のど」などの〝ウイルスや細菌の侵入口〟の管理体制です。とりわけ、感染に弱い慢性腎臓病の人は、日々これらの〝侵入口〟の健康状態をしっかり維持して、ウイルス・細菌を入れないように管理していかなくてはなりません。ここでは、感染対策に役立つ「鼻・口・のどのおすすめセルフケア」をご紹介していきましょう。

①口腔ケアを徹底する

口の中が不潔だと感染を引き起こしやすくなります。朝と寝る前の2回、必ず歯を磨く習慣をつけてください。普通の歯磨きはもちろん、歯と歯の間は歯間ブラシ（フロス：糸ようじ）を使って衛生を保っていくことをおすすめします。また、歯磨きのときに出血する人は歯周病が疑われます。歯科医でチェックして、早め早めに治しておくようにしましょう。

②夜中、トイレに起きたときに歯を磨く

私は、夜中にトイレに起きたときなどに、夜中に1回だけ歯を磨くことをおすすめしています。ウイルスや細菌が増殖するのは、睡眠中の唾液分泌が衰える時間帯です。でも、起きたついでに数分程度歯磨きをすると、口腔内のウイルス・細菌の繁殖が大きく抑えられ、風邪などの感染症にかかりにくくなるのです。これはのどの不調を防ぐことにもつながります。ぜひ試してみてください。

③口呼吸を治す

「鼻で呼吸をする」のと「口で呼吸をする」のとでは、ウイルスや細菌の侵入率が大

きく違ってきてしまいます。もちろん、鼻で呼吸をするほうが正解。鼻の中は鼻毛が生えていて、「保温機能・保湿機能付きの集塵《しゅうじん》フィルター」が備わっているようなもの。これにより、ほこりや花粉、ウイルスなどの侵入を防いでいるのです。逆に、口で呼吸していると、こうした防御機能が働かず、らくらく侵入を許してしまいがちになるわけです。最近はマウステープなど、口呼吸を治すグッズも出ています。また、横向きに寝るようにすると口呼吸を防ぐことができます。口呼吸の習慣がついている人は、できるだけ早めに治すようにしてください。

④蓄膿《ちくのう》症（副鼻腔炎《ふくびくう》）を治療する

鼻で呼吸しようにも、鼻がつまっていてはできません。このため、蓄膿症（副鼻腔炎）、鼻ポリープなどの鼻のトラブルを抱えている人は口呼吸をしがちになり、ウイルス・細菌の侵入を許しやすくなります。鼻からのどにかけて、絶えず痰《たん》がからむ人は、慢性副鼻腔炎の可能性大。早めに耳鼻咽喉科で治療するようにしましょう。

⑤のどが痛くなったら「アカシアのはちみつ」

私は「のどが痛くなってきた」という方には、はちみつを小さじで1日5回ほどなめるのをおすすめしています。これは米国食品医薬品局（ＦＤＡ）が推奨している方法であり、のどの炎症がてきめんにおさまることが多いのです。ただ、市販のはちみつには混ぜ物が多いものがよく出回っているので、できれば「直輸入のアカシアはちみつ」を利用するといいでしょう。

⑥嚥下《えんげ》力をつけて誤嚥性肺炎を防ぐ

食べ物や飲み物が「食道」ではなく、むせて「気道」に入ってしまい、肺に炎症を引き起こすのが誤嚥《ごえん》性肺炎です。最近、高齢者にたいへん増えていて、この肺炎によって命を落とすケースも増えています。誤嚥性肺炎を防ぐには、口腔内を清潔に保つことと、よく噛んでゆっくり飲み込むこと、とろみ食などで食べやすくすることなどが大切です。とくに、むせるのは食べ始めに多いので、食事スピードを抑えてゆっくり食べるように心がけてください。

⑦肺炎球菌ワクチンを接種する

肺炎はとても恐ろしい病気です。肺炎球菌による肺炎は、肺炎全体の約2割を占めています。慢性腎臓病の方の中には肺炎球菌に対する抵抗力が落ちている人も多いので、5年に一度、23価肺炎球菌ワクチンの接種を受けて、感染予防につとめるようにしてください。

⑧インフルエンザワクチンを接種する

慢性腎臓病の人は、インフルエンザに対する抵抗力も落ちています。冬に流行するインフルエンザが肺炎のきっかけとなることも少なくありません。10月までにインフルエンザワクチンを接種するようにしてください。

第5章

"透析なし"の人生を送るために

世界から見た日本の腎臓病対策

「透析ありき」の日本の腎臓病治療

「透析を受けた日は半病人。体がしんどくて、いつも帰宅したら夕食まで寝ている」

「死にはしないけれど、希望のない生活を送ることになる」

「毎日がつらい」

「透析センターに行くのが嫌で嫌でしょうがない。でも、行かないと死んでしまうから、仕方なく足を運んでいる」

「好きな旅行はあきらめた。いまはもう機械に縛りつけられる人生だと思っている」

「透析のない日はわりと元気に過ごせるけれど、明日もまた透析だから結局たいしたことはできない」

「週に3回も機械につながれていると、だんだん何のために生きているのか分からなくなってくる」

これらは、透析療法になってしまった患者さん方の声です。

私のクリニックでは、透析にならないようにするための診療は行ないますが、腹膜透析のみで血液透析は行なっていません。このため、透析中の患者さんの生の声を聞く機会はほとんどありません。ただ、大勢の透析センターの医師に話を訊くと、たいていどの医師もこういった「患者さんの透析生活のつらさやしんどさ」を強く感じています。

このような透析生活を送っている方々が、日本には約34万人いらっしゃるのです。みんなほぼ1日おきに透析センターに通い、そこで自分の血液を入れ替えることによって命を長らえているわけです。

しかも、前に述べたように、最近はのきなみ患者さんが高齢化してきて、さまざまな問題が発生するようになってきました。足腰が弱って透析センターまで通えなくなってしまった人、車椅子や寝たきりになって介護施設から透析センターに通わざるを得なくなった人、認知症が進んでしまい通常の透析が困難になってきた人……。こうした患者さんが年々多くなり、患者さんの家族や透析センターのスタッフが〝どう対処していいのやら〟と困らされる状況が増えてきたのです。

そうした患者さんの中には、頭も体もすっかり衰え、ベッドに寝たきりのまま全くさんのチューブでつながれて、〝このまま透析で生き続けても、果たして意味があるのだろうか〟という方も少なくありません。

しかし、それでも透析をやめることはできません。現場からは、「急いで法整備を進めるべきだ」という議論も出始めているようですが、日本には「安楽死法」がないので勝手にやめるわけにはいかないのです。

このように、超高齢化社会を迎えた日本では、これまで通りの透析療法に〝限界らしきもの〟が見えてきました。少なくとも、日本の腎臓病治療界が大きな曲がり角に来ていることは間違いないでしょう。

先にも述べたように、日本は「透析大国」です。

日本では「腎臓病」というと、それが当然のことであるかのように「透析ありき」で話が進められてしまいがちです。でも、わたしたちは、そういう「当たり前」に対して、そろそろ疑問の目を向けるべきなのではないでしょうか。

わたしたちは、この「大きな曲がり角」で、透析療法という選択肢をもう一度見直してみるべきなのではないでしょうか。

透析医療に注ぎ込まれている医療費は、なんと1兆6000億円！

ところで、みなさんは透析にどれくらいのお金がかかるかご存じですか？

ほぼ1日おきに高度な医療を受けるわけですから、〝患者さんの経済的な負担もさぞかさむんだろうな〟と想像する人も多いでしょう。

しかし、透析の患者さんは身体障害者1級であり、医療費は免除されています。そのほかにもいろいろな特典があって、「月に1万円程度の出費が時々あるが、あとはほとんどお金がかからない」という程度です。

こうした透析医療には莫大な医療費が注ぎ込まれています。

驚くなかれ、国や地方自治体が透析医療にかけている費用は、なんと1兆６０００億円を超えるとされています。これは、総医療コストの４％に相当する額（２０１６年時点）。しかも、透析療法に移行する患者は年々増え続け、透析にかかる医療コストも年々増え続けているのです。

先ほども述べたように、近年は「入院しながらの透析」や「介護施設入所者の透析」が増えていて、こうした〝手間のかかる透析〟は、通常の1・3〜1・5倍の医療費がかかるとされています。また、最近は「リンの吸収を抑える薬」や「透析に伴う動脈硬化や骨の変化を抑える薬」などの新薬が次々に開発されているのですが、こういった新薬はたいへん値段が高いため、これらの薬の使用も透析に関わる医療費を押し上げる結果となっています。

このように、透析医療にはとんでもないお金がかけられているのです。国民皆保険制度のもと、日本では経済的に恵まれなくても透析療法を受けられるシステムにはなっています。しかし、その一方で、毎年多額の医療費が透析に費やされていき、その額がどんどん膨らみ続けています。

みなさんご存じのように、いまの日本では医療費の増大が非常に大きな問題となっています。日本政府としても、きっと、透析医療にかかる医療費が無視できないほどの額に膨らんできていることに焦りを感じているのでしょう。２０１６年には、「糖尿病性腎臓病による透析導入数を減らした都道府県や自治体に対して〝ごほうび〟の金額を支払う」などの政策を打ち出しています。遅ればせながら、政府も〝これは早く手を打たないとたいへんだ〟と身を乗り出したのです。

それに、いまはコロナ禍のため、日本の経済・財政は危機的な状態です。この危機をきっかけに「国民皆保険の見直し」「年金の減額」などもささやかれています。そう遠くない未来、透析患者への手厚い保険体制に対して手がつけられることもあるかもしれません。

保存療法であれば、医療コストは「透析の6分の1」で済む

しかし、私は慢性腎臓病にかかる医療費を減らしたいなら、もっと手っ取り早く、もっと効果的な手段があると思うのです。

その手段とは、すなわち、私が現在行なっている「慢性腎臓病治療の新しい方法」を広めていくことです。

医療費削減のための提言はふたつあります。

まずひとつ目は、「進行するタイプ」と「進行しないタイプ」とを分けて診療することです。

前の章で述べたように、「進行しないタイプ」の人は慢性腎臓病の全患者数１３３０万人のうちの１０００万人を占めています。この１０００万人の方々を「ほとんど放っておいてもいい」ということになれば、当然かかってくる医療費を大幅に減らすこ

とになります。

他の医療機関では「進行するタイプ」も「進行しないタイプ」もいっしょくたにして診療して、同じ医療費をかけてしまっているのが現状。診療の回数にも薬の処方にもほぼ同じ手間ひまをかけてしまっています。

だから、多くの医療機関がこのふたつのタイプを分けて診療するようになっていけば、それだけでかなりの医療費を削減することができるはずです。

ふたつ目の提言は、「保存療法」を広めていくことです。

次ページのグラフを見てください。みなさん、「透析療法を5年間受けた人」と「保存療法を5年間受けた人」では、医療コストにどれくらいの差がついたと思いますか？

透析のほうは5年間でかかる医療費が一人２７００万円。これに対し、保存療法（ステージ5でｅＧＦＲ15未満の人）に5年間でかかった医療費は一人４１４万円。つまり、保存療法を選択すれば、透析療法のおよそ6分の1の医療コストで済ませることができるのです。

それに、保存療法を行なえば、長年にわたって自前の腎機能を維持して、透析への移行を遅らせていくことができるわけです。そうやって年々「透析にならずに済んだ人」を増やしていけば、自動的に「医療費をかけずに済んだ額」もどんどん増えていくことになります。

実際、私のクリニックで保存療法を受けている茨城県民の患者さん８２２人を対象として、２００９年から２０１７年までの期間、（腎臓病の進行を抑えることで）どれくらい医療費削減につながっているかを試算したところ、４億８０００万円もの〝節約〟につながっていることが分かりました。

すなわち、保存療法をもっと広めていけば、透析移行の患者数を大幅に減らし、その分の医療費も大幅に減らしていくことが実現可能となるわけです。

このように、「ふたつの提言」を実行していただければ、日本の医療費はかなり減らせるはずなのです。ですから、私はそのためにも、保存療法をもっともっと広めていかなくてはならないと考えています。

透析の医療費と保存療法の医療費(5年間)

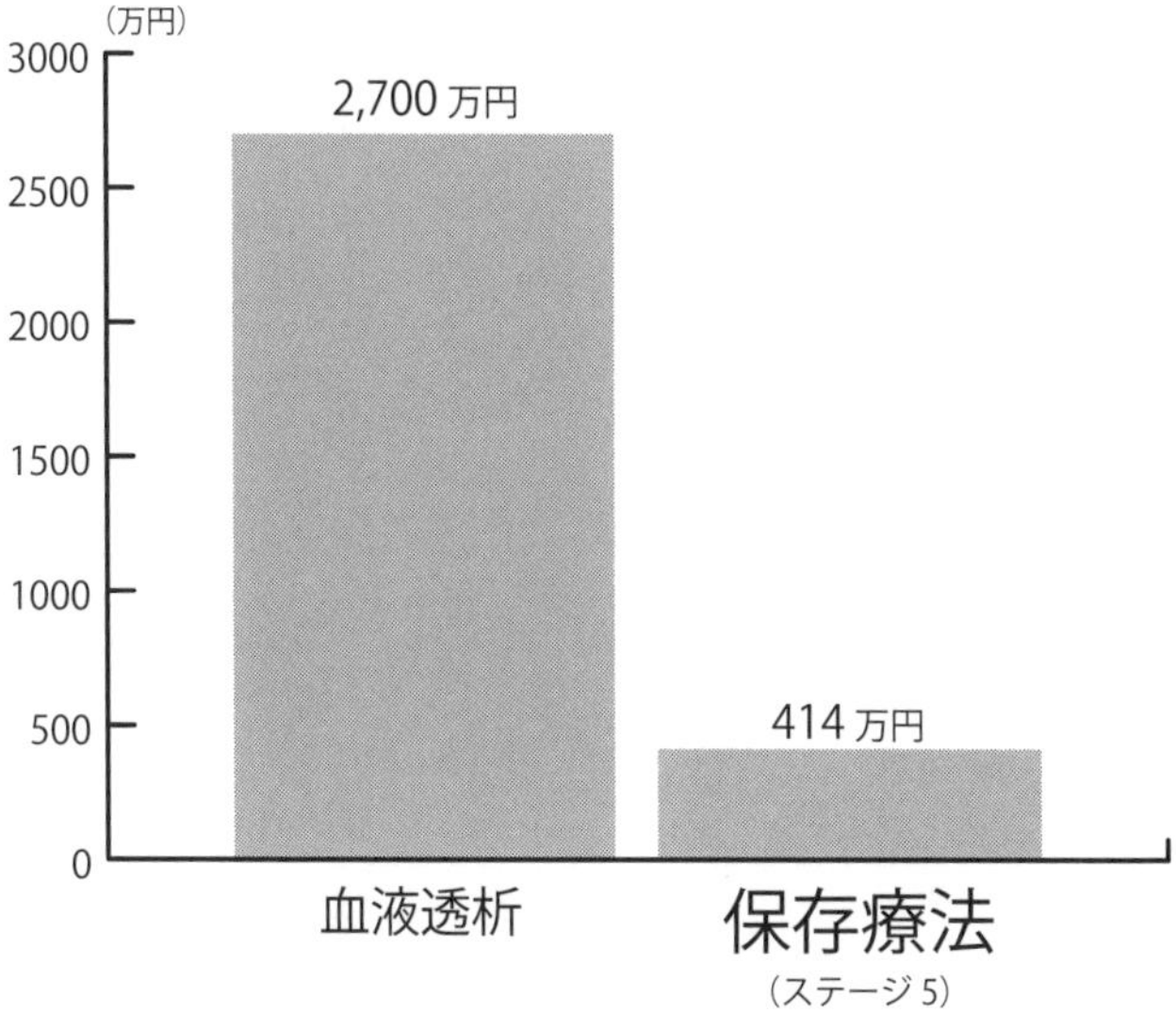

透析にかかる5年間の費用が2700万円に対し、ステージ5（eGFR15未満）の保存療法では414万円。保存療法にかかるお金は透析の15.3%とはるかに低額のため、医療費削減にもなる。

繰り返しますが、日本は世界に類を見ない「透析大国」であり、とんでもない額のお金を透析医療に注ぎ込んでいます。ただ、この透析に偏った対策は、いまたいへん大きな曲がり角にさしかかっています。

このまま行けば、透析にかかる医療費はどんどん膨らんでいくばかりでしょう。やはりわたしたちは、医療コストの面を含めて、現行の腎臓病医療体制に疑問の目を向けていくべきなのではないでしょうか。

アジアやアフリカの腎臓病で亡くなっていく人々を保存療法で救うことはできないか

慢性腎臓病は、いま世界中で増え続けています。

しかし、その中で腎移植や透析などの高度な医療を受けることができているのは、ほとんどが先進国の患者です。

腎代替療法（透析・腎移植）を受けられない人が世界で約 230 万人！

地域	人口	腎代替療法を受けている人数	腎代替療法が必要な人数
世界	69 億 5,000 万	261 万 8,000	490 万 2,000
アフリカ	10 億 3,100 万	8 万 3,000	51 万 5,000
アジア	41 億 6,500 万	96 万 8,000	287 万 5,000
ヨーロッパ	7 億 3,996 万	53 万 2,000	75 万 9,000
ラテンアメリカ カリブ海諸国	5 億 9,587 万	37 万 3,000	40 万 1,000
北アメリカ	3 億 4,637 万	63 万 7,000	32 万 3,000
オセアニア	3,642 万	2 万 5,000	3 万

オセアニア：オーストラリア大陸、ニュージーランドと太平洋の諸島などの総称
T.Liyanage et al Lancet Vol385.May 16.2015 より抜粋

日本をはじめ、世界中で慢性腎臓病患者の増加は財政上の大きな負担になっている。腎臓の働きが低下し生命の維持ができなくなるときに必要な腎代替療法（透析と腎移植）はコストがかかるため、とくに低所得国は受けたくても受けられない人が多い。表のように、腎代替療法が必要だが受けていない人は、世界では490万2,000人－261万8,000人＝228万9,200人に達している。この「治療格差」は、今後さらに大きくなると予想される。

腎機能が低下して腎不全に陥った際にとられる高度医療には「腎移植」「血液透析」「腹膜透析」の3つがあり、これらは「腎代替療法《じんだいたいりょうほう》（ＲＲＴ）」と呼ばれています。前のページの表は、世界の地域ごとに「腎代替療法を受けている人の数」「腎代替療法を受ける必要がある人の数」を示したものです。

これを見ると、アジアやアフリカで「腎代替療法が必要にもかかわらず受けられていない人の数」が相当数に上ることがわかります。

つまり、世界全体で見ると、腎移植や透析などの腎代替療法は非常に高額な費用がかかる贅沢な医療なのです。途上国においては、この贅沢な医療を受けられる慢性腎臓病患者はまだまだ少数。すなわち、アジアやアフリカなどの地域では、腎代替療法を受けられないまま腎不全に陥って、尿毒症になって苦しみながら亡くなっていく人が非常にたくさんいるわけです。

では、こういう世界状況に際し、いったいどんな対策をとればいいのか。

私は、保存療法を広めていけば、とても多くの方々を生き延びさせていくことができると思うのです。

保存療法は自分の腎機能をできる限り長持ちさせていく医療です。しかも、腎移植や透析のような高額な費用はかかりません。腎代替療法を受けたくても受けられないアジアやアフリカの方々に対し、「保存療法という〝第2の選択肢〟もあるんですよ」と広めていけば、とても多くの方々の人生を立て直し、とても多くの方々の命を引き延ばせることになると思います。

私はかなり前から、アジアやアフリカのどこかの国に出向き、保存療法に関心のある医師を育てたいと考えています。東南アジアあたりなら、仏教国で瞑想への理解もあるから「腎臓マインドフルネス」も受け入れやすいでしょう。さしあたり東南アジアのどこかの国へ行って「保存療法の種」を蒔《ま》き、出てきた芽をしっかりと大きく育てていこうと思います。

この私の計画はまだ果たすことができていません。残念ながら、新型コロナウイルスが世界的に流行してしまったため、様子を見ざるを得なくなってしまっているという状況です。

しかし、私はまだあきらめてはいません。

この世界には、保存療法という〝第2の選択肢〟があれば、ずっと命を長らえていける人がたくさんいらっしゃいます。状況さえ整えば、そういう方々のために少しでも力になっていくことができればと考えているのです。

「キドニー・ヘルス」を意識して腎臓とともに人生を歩んでいこう

近年、アメリカの医療界では、「キドニー・ヘルス」という言葉が注目されています。

つまり、これは「キドニー（腎臓）」をしっかり維持して、ずっと「ヘルス（健康）」を維持していきましょうということ。意訳すれば、「腎臓とともに生涯にわたって健康な人生を送っていこう」といった意味合いでしょうか。

おそらくアメリカ社会でも、「人間が健康な人生を送るには、自分の腎臓の機能をしっかり守っていくことが不可欠なんだ」ということが、改めて見直されてきているのでしょう。

先にも述べたように、腎臓は血液の管理者です。腎臓は、血液をろ過して尿をつくるプロセスで、「体に必要なもの」と「体に不必要なもの」を分別し、必要なものを血液に戻して不必要なものを尿として排泄しています。そうやって、日々わたしたちの血液を健全な状態に調整・管理してくれているわけです。

言うなれば、腎臓は、わたしたちの健康を日々コントロールしてくれている管理人のようなもの。わたしたち人間が健康な人生を送れるかどうかは、この「腎臓という管理人」を日々どれだけ調子よく働かせていけるかにかかっていると言ってもいいのではないでしょうか。

わたしたちはこの管理人をいつまでも大切に守っていかなくてはなりません。末永く健康な人生を送っていけるように、しっかりと腎臓を守り、腎機能を落とさないよう十分な注意を払いながら、自分の人生の日々を腎臓とともに生きていかなくてはならないのです。

「キドニー・ヘルス」とは、まさにこういうことなのでしょう。

腎臓とともに歩んでいく人生。腎臓とともに健康に生きていく人生――。

私は、この「キドニー・ヘルス」のような考えが、日本にももっと浸透していってほしいと思っています。

こういう意識があれば、きっと大勢の人が腎臓の大切さに目を向けるようになるはず。それに、お医者さんや患者さんを含めて多くの人がこういう意識を持つようになれば、「透析ありき」で病気をとらえたり、「どうせ最後は透析さ」と投げやりになったりする人が減っていくのではないかでしょうか。

透析大国・日本では、腎機能が悪化すれば誰もが透析を行なうことのできる医療体制が整えられています。しかし、透析という「最後の切り札」があるからといって、自分の腎臓の存在を軽く見たり、自分の腎臓をなおざりに扱ったりするようなことがあってはなりません。

むしろ、逆です。わたしたちは、透析という切り札を持っているからこそ、その切り札を安易に使ってしまうことのないように、かけがえのない腎臓を大切に扱っていくべきです。そして、「腎臓という管理人」と一緒に、この先の人生をできるだけ長くともに歩んでいくべきなのです。

あとがきにかえて　保存療法の道程

私は私立武蔵高校（中高一貫校）卒です。自分で言うのもおかしいのですが「少し変わった子」でした。一人で行動することが多く、暇さえあれば昆虫採集、自然の観察をしていました。国語の田中新一先生にはとても大事にされ、「君、行くなら文学部だな」と言われました。しかし私は理科系志望でした。生物部のボスとして蚊やミドリムシの研究をしました。

2浪して東京医科歯科大学医学部に入りました。受験勉強は嫌いで、入学試験が遅く始まるこの大学にやっと間に合いました。スロウスターターもいいところでした。山岳部に入り一年のうち40日間も山で暮らしました。

1964年に大学を卒業、1年間のインターンを経て医師免許を取得しました。どこの科に入るか迷っていたとき、丸茂文昭先生（故人、東京医科歯科大学名誉教授）に勧誘されました。「腎臓病学はこれからの学問だ。指導者として東大から若手の先生が来られる」との言葉で、一も二もなく第二内科腎臓班に入りました。

越川昭三先生（故人、昭和大学名誉教授）は東大卒で、第二内科講師として母校に来てくれた方です。当時母校には３つの内科があり、第二内科はもっとも弱小内科でした。越川先生は第二内科の立ち位置を見て、とんでもないところに来てしまったと思われたでしょう。しかし、何もわからない若手医師をよく指導してくれました。論文の読み方、論文の書き方など手に取るように丁寧に教えられ、教室に入って１～２年で読んだり書いたりできるようになりました。第二内科の主任は、東大卒の大淵重敬先生（故人、東京医科歯科大学名誉教授）で、穏やかでおおらかな方でした。怒られたことは一度もなく、教授回診でも若い主治医の説明をよく聴き、コメントはあまりありませんでした。若手医師は指導能力を疑い、いろいろ批判しました。いま考えると大淵教授は能力を表に見せることはなかったけれど、春風駘蕩《しゅんぷうたいとう》といった性格で、みんなをまとめあげることに長《た》けた方でした。

　１９６９年頃から大学紛争が盛んになり、母校の医学部玄関にバリケードが築かれました。私はこんな弱小内科は大学紛争をきっかけとしてお取り潰しになるのではないかと中川成之輔君、出浦照国君、笹岡拓雄君（いずれも故人）と共に体制側（第二内科側）につきました。ほとんどの教室員は医師連合という組織を作り、反体制側でした。造反組の４人はいろいろな嫌がらせを受けましたが外来診療や当直業務をこなし、第二内科は業務をこなしているんだという体面を保ちました。医師連合側の医師は圧倒的な人数でしたから、暴力に訴えられたら４人はひとたまりもなかったでしょう。そこはよく自制してくれました。

　１９６９年に東大医師を中心とする反体制側の医師は東大安田講堂に立てこもり、すべて逮捕されました。この事件以後、紛争は急速に収まり、医師連合の人達もしだいに教室に戻ってきました。

　あの大学紛争とは一体何だったのか、今もってわかりません。その後、日本的にナアナアで深く追求することをせず、どちらのグループも議論をむし返すことなく、現在に至っています。

　とにかく第二内科は存続でき、１９７０年頃から腎臓班に入ってくる医師が増えてきました。みな優秀な人達でした。ところが、その頃はB型、C型といったウイルス肝炎が大流行していて、輸血に使う血液も売血の時代でした。透析療法にたずさわると血液に触れる機会が多く、多くの若手医師が肝炎にかかってしまいました。肝炎を抱えていては研究に没頭することはできず、大きな目標の教授職への階段を上ることを諦めた人が何人も出てしまいました。

私も血液に触れる機会はいくらでもあったのですが、幸いなことに肝炎にはかかりませんでした。

１９６７年に透析療法に健康保険が適用され、医学会は透析ブームにわき返りました。内科以外の診療科の医師がわれもわれもと透析センターを開設しました。患者さんは高額な透析医療費の負担を、田畑を売ったりしてなんとか工面《くめん》していたので、とても喜びました。私は新米医師として透析を始める患者さんを何人も受け持ちました。どの患者さんもお金の心配がなくなり、明るく元気でした。透析に入ってゆく人達をたくさん受けもつうちに疑問が湧いてきました。「これは内科医のやることなのか」「透析科のやることではないのか」「いま患者さんは喜んでいるが、これが一日おきにずっと続いていくことを、覚悟しているのか」という疑問です。

そして透析を専門とすることは、内科医がするべきことではない、透析療法は偉大な発明であることは認めるが、透析が始まる前の腎臓病医療、すなわち腎臓を保存する医療が腎臓内科医の本分ではないかとの思いが強くなり、１９７０年頃から腎臓病保存療法の路《みち》にしだいに入ってゆきました。

しかしその路はとても険しいものでした。大学の外来で診ていた腎臓病の患者さんは病気の進行を遅くすることができず、透析に入ってゆきました。進行のスピードはいくら治療してもまったく変わらなかったのです。

優れた薬もまだありませんでした。高血圧の薬はレセルピン、メチルＤＯＰＡ（アルドメット）など副作用の多いものしかなく、利尿薬はサイアザイドしかなく、強力な利尿効果をもつフロセミド（ラシックス）の登場は１９６５年でした。

いろいろな論文を読み、腎臓の寿命を長持ちさせそうな治療法を片っ端から試みました。しかし治療開始前と治療開始後の腎機能が低下してゆく（進行してゆく）スピードを比較すると、まったく変わりませんでした。

大淵先生が退官されたあと、武内重五郎先生（故人、東京医科歯科大学名誉教授）が第二内科教授として赴任されました。武内先生はそれまで金沢大学教授で、すでに大教授としての名声が高かった方です。専門は腎臓病、肝臓病でした。いまは多くの専門を持つ教授はほとんどいません、この当時は複数の専門科を持つ教授もかなりいました。

先生はまだ若く、気力にあふれていました。私は第二内科医局長として武内先生から絶大な信頼を寄せられました。先生は厚生省（当時）の腎臓病研究班の班長を務められ、私はその研究班の事務局長を仰せつかりました。おそらく将来は母校、あるいはそれ以外の大学の教授に推したいとのお考えがあったのでしょう。

１９７４年にドイツに留学しないかと言われました。これも将来に向けての布石でした。留学をお受けするに際し、それまでご指導いただいた越川先生に相談しました。「君の将来を考えれば、受けたほうがよい」と言われました。このとき「私について来い」と言われたら、そうするつもりだったのですが……。

両親（いずれも故人）、兄（故人、山梨大学学長）、妻と相談し、留学を受けることにしました。

１９７５年から約3年間、ミュンヘン大学生理学研究所に留学しました。この間、臨床医学から離れてしまうのは心残りでしたが、ドイツでの生活はすばらしく、かつて日本の医学の先生だったドイツ人の考え方はその後に大きく影響しました。所長のＴｈｕｒａｕ教授は身長が１９０㎝もある豪快な方で、いろいろ面倒をみていただきました。

越川先生は留学中に昭和大学教授に転任されました。

留学から帰り、また保存療法の追求に戻りました。武内先生は私の研究発表があると不機嫌でした。「あまりにも困難な路だ。このテーマでは論文は書けないぞ」――口には出しませんが、そう考えておられたのでしょう。

武内先生から病院長のポストがあるとのお話があり、私はすぐに承諾しました。教授職は向かないと判断されたのです。

１９８５年から２００７年まで、私は取手協同病院（現・ＪＡとりで総合医療センター）の院長を務めました。財務状態が悪く、はじめの2年間は黒字基調にすることに専念しました。睡眠時間を削っても翌日に響かない体力がありました。病院の隅々まで見て回る巡視を月一回行いました。その一方で外来診療のコマ数は6コマほど取って、腎臓病の診療に充てました。１９８７年から院長権限で腎臓病患者さんと腎臓内科医師、看護師、栄養士、検査技師、事務方が参加する会を持ちました。月一回のペースで、テーマはＣＫＤ（慢性腎臓病）の食事、血圧、日常生活のあり方などでした。

この方式は評判を呼び、見学に訪れる人が多くなり、病院の信用度を高めました。血圧記入用紙、腎臓病手帳を用いた外来診療、月一回のミーティングの組み合わせを

「取手方式」と名づけました。

いま医療センターには大勢のＣＫＤの患者さんが訪れていますが、それはこの頃の「腎臓病なら取手」という評判が残っているためです。

保存療法では食事療法、とくに低たんぱく質食に重点が置かれました。低たんぱく質食はＣＫＤの進行を抑えるという論文が世界の一流医学雑誌に載り、日本の腎臓内科医は誰もが低たんぱく質食を取り入れました。

１９８７年から２０００年が食事療法の時代で、私は患者さん向けの本を何冊も書きました。

食事療法は、母校で机を並べて研究した出浦照国君（故人、昭和大学名誉教授）が先に始めていました。彼からよく習い、患者さんに熱心に低たんぱく質食を指導しました。標準体重kg当たりのたんぱく質が０・５８g以下になるとサルコペニアになることはわかっていましたから、栄養障害にならないギリギリのたんぱく質０・６５g付近を指導しました。この食事を実行した人のＣＫＤ進行速度は実行しなかったときに比べ、わずかに遅くなっているように見えました。

コメからかなりのたんぱく質を摂ってしまうので、コメを低たんぱく化する方法をあれこれ考えました。米の外層は糠《ぬか》の原料となる外皮《がいひ》です。その下はたんぱく質含量が外層ほど高いのです。そこでコメの外層を削り、低たんぱく米とすることを思いつきました。これを「特精米」と呼び、１９８８年に販売したところおいしいと評判になりました。市販されている低たんぱく米の多くは乳酸菌処理で低たんぱく化したもので、処理過程でどうしても匂いが残りますが、特精米は削るという物理的処理のみなので、味が良いのが特徴です。

出浦君は越川先生のあとを継いで昭和大学教授となり、低たんぱく質食の効果を追求しました。しかし２０１６年に急性の病気で亡くなりました。

１９９４年に米国からＣＫＤに対する低たんぱく質食の効果が発表されました。ＭＤＲＤ研究です。全米をあげての研究で、食事の問題に決着をつけようとの意気込みが感じられました。

ＭＤＲＤ研究の結論は、「低たんぱく質食はＣＫＤ進行抑制にほとんど効果がない」でした。この研究のあとにも食事療法についての論文がたくさん発表されましたが、ＭＤＲＤ研究をしのぐものはなく、現在のガイドライン「たんぱく質０・６～０・８g／標準体重kg／日にすべき」に落ち着いたのです。

私は２００５年頃から超低たんぱく質、低たんぱく質を患者さんに強く指導することはやめ、もっとも実行しやすい「たんぱく質０・８ｇ付近」を指導し、現在に至っています。本文中でも強調した「必ず24時間蓄尿による裏づけをとって」の指導です。

ＣＫＤは進行するにつれ、15以上の病気が重なった状態となります。これでは専門医でさえも把握が困難です。患者さんはかなり高齢化しており、理科系のキャリアを持った人でもＣＫＤを正しく理解することは困難です。どこの腎専門外来でも一回の診療にＡ５判の検査伝票を３枚ほど患者さんに渡し、そこに手書き文字で説明を加えます。これでは患者さんはまったく理解できません。そこで「腎臓病ノート」を作り、検査伝票のなかの大切な16項目ほどを記入する方式としました。１９５０年頃から始め、改良を重ね現在に至っています。アナログもいいところの方式ですが、「いま何が問題か」「何をすればよいか」「いまの立ち位置はどこか」が理解しやすくなる方式と思っています。

２００７年に院長を定年でやめました。病院は発展し、在任中にふたつの大きな工事を行ないました。楽しい思い出がいろいろあった22年間でした。

２００９年に取手市に椎貝クリニックを開設しました。いかにＣＫＤ進行を遅くするかにさらに工夫を重ねました。２０１２年に6個の進行因子に的を絞る方式としました。２０１３年に瞑想（マインドフルネス）を治療に加えることを思いつき、これがかなり効果があるように見えました。6個の進行因子のうち、患者さんの努力で実行できることが食事に関する2項目（たんぱく質・食塩）です。ほかの4項目中3項目は投薬で何とか達成できます。以前と違っていろいろな種類の降圧薬が使えます。しかしたんぱく尿の項目だけはなかなか目標値達成が難しいのです。ずっと「尿たんぱく排泄量1g未満」を目標としてきましたが、これを「０・３ｇ未満」としたらどうだろうかと、今年（２０２０年）の春に思い立ちました。本文中に述べましたが、尿たんぱく０・３ｇ未満は「ＣＫＤが進行しない別世界」なのです。

　ふり返ると、50年間にわたって保存療法を続けてきましたが、はじめの40年間はほとんど成果がなく、開業してからの10年間でようやく花が開きかけています。

　元気だった先輩、同僚はほとんど亡くなり、現役で診療している同年輩の医師は数えるほどです。

　ＣＫＤの存在は１８２７年にＢｒｉｇｈｔより報告されました。それから１９３年、本質的な治療法が見つからず、患者さんは世界中で増えています。ＣＫＤの原因や治療法の研究は世界中で行なわれ、毎月たくさんの論文が発表されています。しかし良い治療法は見つかっていません。これは研究者の質が低いためではなく、アプローチの仕方に問題がありそうです。科学の主流は分析です。ある現象をさまざまな角度からとらえ、分析します。森にたとえれば１本１本の木の性質をしらべてゆきます。この方法では森全体がどうなっているかは、なかなかわかりません。患者さんの体全体を対象とする研究が必要なのではと思います。まだ統計分析の結果は出ていませんが、瞑想（マインドフルネス）が有効だとしたら、対象を全身としたためではないでしょうか。

　越川先生、武内先生が創始された第二内科腎臓班は丸茂先生を経て佐々木成君、内田信一君に引き継がれ、日本中の腎臓専門医が憧れる巨大な腎臓病教室に発展しました。たくさんの研究論文が発表されています。研究手法は洗練され、若い研究者は効率よく研究を進めています。

　椎貝クリニックの大勢のスタッフは開業当時からほとんど変わらず、大変手間のかかる診療を支えてくれています。都内での生活を楽しんでいた妻は開業に快く賛成してくれ、経理面を担当してくれています。

冒頭に述べた私の「ちょっと変わった性格」「スロウスターター」が長い追求生活と無縁ではないようです。

残り時間が少なくなってきましたが、足腰を鍛え、持病を6診療科の医師に診てもらいつつ、力の限り診療を続けます。

母校の教室が臨床研究に私が開発してきた方法を少しでも取り入れ、ＣＫＤ問題に朗報をもたらしてもらえないかというのが私の願いです。

２０２０年11月吉日

椎貝クリニック院長　椎貝達夫

著者紹介

椎貝達夫 1938年東京都生まれ。東京医科歯科大学医学部卒業。医学博士。
ドイツ・ミュンヘン大学医学部生理学研究所留学、東京医科歯科大学第二内科講師、JAとりで総合医療センター院長を経て、現在、椎貝クリニック院長。腎臓病専門医。日本腎臓学会名誉会員。2013年、瑞宝小綬章受章。50年以上前から透析ありきの日本の腎臓病治療に疑問を持ち、腎臓病の進行を抑える「CKD（慢性腎臓病）保存療法」を開発。ステージ5（末期腎不全）でも透析回避する人が続出している驚異の治療成績から、椎貝クリニックは「透析を避けたい患者の駆け込み寺」として知られる。著書に、『腎臓病の話』（岩波新書）、『腎臓の透析は、私が止めてみせる！』（たちばな出版）などがある。

椎貝クリニック
http://www.shiigai-clinic.jp/

腎臓病《じんぞうびょう》 一生《いっしょう》透析《とうせき》なしで過《す》ごす本《ほん》

2020年12月1日 第1刷
2023年9月25日 第6刷

著 者 椎《しい》 貝《がい》 達《たつ》 夫《お》

発行者 小澤源太郎

責任編集 株式会社 プライム涌光
電話 編集部 03(3203)2850

発行所 株式会社 青春出版社
東京都新宿区若松町12番1号 〒162-0056
振替番号 00190-7-98602
電話 営業部 03(3207)1916

印 刷 中央精版印刷 製 本 大口製本

万一、落丁、乱丁がありました節は、お取りかえします。
ISBN978-4-413-23179-4 C0047